다이어트 나이별로 다르다!
40~50대 다이어트 뱃살 비법

행복을만드는세상

다이어트, 뱃살 **나이별**로 빼는 방법이 다르다!

40~50대 다이어트, 뱃살 비법

다이어트, 뱃살 나이별로 빼는 방법이 다르다!
다이어트, 뱃살 비법40~50

초판 1쇄 인쇄 – 2025년 03월 25일

저자 – 동의보감 약초사랑
발행처 – **행복을만드는세상**
발행인 – 이영달

출판등록 – 제2018-14호
서울시 도봉구 해등로 12길 44 (205-1214)
마켓팅부 – 경기도 파주시 상골길 339 (고려물류)
전화 – 02) 902-2073
Fax – 02) 902-2074

ISBN 978-89-92535-57-1 (03510)

다이어트, 뱃살 **나이별**로 빼는 방법이 다르다!

40~50대 다이어트, 뱃살 비법

행복을만드는세상

40~ 50대에 접어들면서 다이어트에 성공하기 어려워졌다는 이야기를 자주 듣는다. 20~30대 때는 다소 뚱뚱해도 식사나 운동에 신경을 쓰면서 바로 체중이 돌아왔지만 40대 이후에는 점점 살이 찌기 쉬워지고 지방을 축적하기 쉬워진다.

사람은 나이를 먹을수록 깊은 주름과 함께 내장에 지방이 쌓이게 되면서 복부가 불룩하게 튀어나온다. 물론 사람에 따라 복부가 적게 나오거나 많이 나오는 차이는 있다. 어쨌든 이런 현상은 자연스런 것으로 과거엔 배가 많이 나와도 대수롭지 않게 여겼다.

하지만 지금은 의학적으로 심각한 복부비만으로 다뤄지고 있으며, 이에 따라 사람들은 항상 날씬한 몸매를 유지하려고 노력하고 있다. 특히 뱃살은 상복부와 하복부 중간에 나타나기 때문에 비만이 심해질수록 건강을 해칠 가능성이 높다. 심지어 일상생활에서도 몸의 움직임이 둔해지면서 불편해질 수밖에 없다. 허리둘레가 남자가 90cm(35.4인치), 여자 85cm(33.5인치) 이상일 때 복부비만으로 판정된다. 복부지방은 부위에 따라 피하지방과 내장지방으로 구분되는데, 내장에 지방이 많이 쌓일 경우 고혈압, 당뇨, 고지혈증, 심뇌혈관 질환 등의 합병증이 유발될 수 있기 때문에 건강상 매우 위험해질 수가 있다

이 책에서는 40~ 50대에 맞는 다이어트 방법과 먹고 싶은 만큼 먹으면서 뱃살을 쏙 빠지게 하는 방법을 서술해 놓았다. 보통 하루에 사람에게 필요한 열량은 2,000kcal내

외의 열량이 필요하지만 과식이나 습관에 의해서 뱃살이나 비만이 되기도 한다. 탄수화물을 절반으로 줄이고 단백질을 보충하고 열량이 낮은 음식을 배부르게 섭취한다면 뱃살이나 비만의 걱정에서 벗어날 수가 있을 것이다.

여성의 몸은 40세가 터닝 포인트라고 알려져 있다. 왜냐하면 40대부터 여성 호르몬이 감소하기 때문이다. 여성호르몬이 감소하면 월경불순이 되는 등 몸의 리듬이 흐트러지고 뼈와 혈관이 약해져 체력이 떨어지거나 쉽게 피로해지는 경우도 많아진다. 그리고 혈당 조절과 지질 대사도 저하되기 때문에 살이 찌기 쉬워져 버리는 것이다. 비만이 되면 동맥경화나 고혈압, 암의 위험이 커지며 요통이나 관절통도 생기기 쉬워지는 등 몸에 다양한 증상이 나타날 수 있다.

40~50대 다이어트에 필요한 의학적 상식과 부위별 살빼는 방법과 함께 집에서 간편하고 흔하게 먹는 음식의 선택과 요리방법을 선별에 놓았다. 건강한 음식들을 고르게 영양의 균형을 맞춰 섭취하여 뱃살의 예방과 치료에 많은 도움이 되었으면 하는 바램이다.

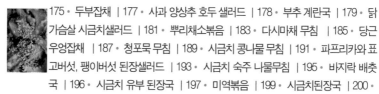

Chapter

01

다이어트, 뱃살 나이별로 빼는 방법이 다르다!

4050 다이어트 뱃살

40대 살이 찌는 이유

먹는 양은 같은데, 갈수록 불어나는 나잇살을 싹 없애려면? 40대 들어 체지방률이 떨어지기 어려워졌다고 느끼는 여성은 많은 것 같다. **왜 40대가 되면 20~30대 때에 비해서 체지방률이 잘 떨어지지 않을까? 이유로 우선 기초대사 저하가 있다.** 기초대사란 자고 있어도 소비되는 에너지를 말하며, 나이가 들면서 서서히 소비량이 낮아진다. 게다가 40대는 남 일과 가정, 육아에 매우 바쁜 시기로 운동을 할 시간을 내기 어려워지기 때문에 소비 에너지량도 떨어져 체지방이 잘 떨어지지 않는다.

성호르몬 감소하면 나잇살 생겨난다. 성호르몬이 감소하면 나잇살이 생길 수 있다. 여성은 폐경기가 되면 여성호르몬인 에스트로겐 분비량이 감소한다. 에스트로겐은 내장지방 축적을 억제하는 역할을 하는데, 에스트로겐이 감소하면 자연스럽게 몸에 지방이 쌓인다. 일반적으로 **여성의 체중은 폐경 시작 후 1년에 0.8kg 증가**하는 것으로 알려졌다. 갱년기는 보통 4~7년 지속되기 때문에 이 기간에 나잇살이 3~6kg 정도 찌는 것이다.

지방 분해 능력 떨어지면 쉽게 살찐다. 지방세포의 노화도 나잇살의 주범이다. 지방세포는 지방 저장의 기능도 하지만, 저장한 중성지방을 지방산으로 활발히 분비해 적기에 에너지원으로 공급하는 역할을 한다. 따라서 **지방**

세포가 노화하면 지방 분해 기능에도 문제가 생긴다. 에너지를 지방으로 저장하는 능력은 변하지 않았지만, 축적된 지방을 에너지원으로 사용하는 능력이 떨어지는 지방세포의 노화가 원인이다.

섭취량 조절하고 기초대사량 늘려야 한다. 나잇살을 개선하려면 섭취량을 조절하는 게 중요하다. 기초대사량이 줄어든 만큼 섭취량도 줄여야 나잇살이 빠진다. 한국인의 1일 영양 섭취 기준은 성인 여성 기준 1,700~2,000kcal 수준이다. 나잇살을 빼려면 적어도 약 200~500kcal 적게 먹는 게 좋다. **단백질도 자주 섭취해 근력을 키우고 탄수화물도 정제 탄수화물보단 저항성 탄수화물을 먹어야 한다.** 저항성 탄수화물은 흰 쌀밥, 밀가루, 과자 등과 같은 정제 탄수화물과 달리 몸에 흡수되는 속도가 느려 혈당이 빨리 오르지 않고, 체내 지방에도 적게 축적된다. 감자, 고구마, 콩류, 통곡류, 바나나 등이 대표적이다.

40대가 되면 체형이 변하기 쉬운 이유는? 여성의 몸은 40세가 터닝 포인트라고 알려져 있다. 왜냐하면 **40대부터 여성 호르몬이 감소하기 때문**이다. 여성호르몬이 감소하면 월경불순이 되는 등 몸의 리듬이 흐트러지고 뼈와 혈관이 약해져 체력이 떨어지거나 쉽게 피로해지는 경우도 많아진다. 그리고 혈당 조절과 지질 대사도 저하되기 때문에 살이 찌기 쉬워져 버리는 것이다. 비만이 되면 동맥경화나 고혈압, 암의 위험이 커지며 요통이나 관절통도 생기기 쉬워지는 등 몸에 다양한 증상이 나타날 수 있다.

40대가 체지방이나 피하지방이 잘 빠지지 않는 원인은 운동할 시간을 내기 어려워서

이다. 40대가 체지방이나 피하지방이 잘 떨어지지 않는 원인으로 운동할 시간을 갖기 어려워지는 것을 들 수 있다. 40대가 되면 남성 여성을 불문하고 자신의 시간이 30대 이전과 비교하면 힘들어진다. 그러다 보니까 운동량도 자연스럽게 줄어드는 것이다.

하지만 약간의 운동으로 해결하는 것도 가능하다. 아침 20분 일찍 일어나 산책을 하거나 자기 전에 30번이라도 복근을 하는 등 자기 자신의 의식에 따라 운동을 계속할 수 있는 것이다.

기초대사가 떨어진다. 40대가 체지방이나 피하지방이 잘 떨어지지 않는 원인으로 기초대사가 떨어지는 것을 들 수 있다. **기초대사란 운동 등을 하지 않아도 자연스럽게 소비되는 평균 칼로리양을 말한다.** 나이가 들면 누구나 자연스럽게 이 수치가 떨어지기 마련이다. 그렇기 때문에 평균적으로 기초대사가 떨어져 있는 만큼 식사에 신경을 쓰거나 운동량을 늘릴 궁리를 하지 않으면 건강에 대한 조심을 하지 않아도 자연스럽게 몸에 살이 붙게 된다.

갱년기 호르몬의 균형이 흐트러진다. 갱년기에 접어들면 호르몬 균형이 흐트러지는 것도 40대 여성의 살찌기 쉬운 요인이다. 폐경 전 5년과 폐경 후 5년을 합한 10년을 말한다. 갱년기에 나타나는 여러 가지 증상 중 다른 질병을 원인으로 하지 않는 것을 갱년기 증상, 그중에서도 증상이 심해서 생활에 지장을 주는 상태를 갱년기 장애라고 부른다. 갱년기의 대표적인 증상으로는 어지러움, 가슴 두근거림, 기분 저하, 짜증, 불면 등이 있다. **갱년기 장애에는 여성호르몬인 에스트로겐이 크게 흔들리면서 저하가 된다.** 이

에스트로겐은 지질 대사에 깊이 관여하고 있는 것으로 알려져 있어 분비가 저하되면 더 살이 찌기 쉬워진다. 또한 호르몬 균형이 깨지게 되면 그 영향으로 자율신경도 흐트러지게 되는 것이다.

출산으로 인한 문제일 수도 있다. 40대가 체지방이나 피하지방이 잘 떨어지지 않는 원인으로 출산을 들 수 있다. 여성은 출산 시 태아를 키우기 위해 몸에 에너지를 저장하려고 한다. 따라서 출산 후에는 임신 전보다 체중이 증가하고 있다. 그것을 떨어뜨리지 않고 둘째 아이를 출산하게 되면 더욱 에너지를 몸에 축적하는 결과가 되어 피하지방이 증가하는 것이다.

40대, 먹는 양은 같은데, 갈수록 불어나는 나잇살을 싹 없애려면?

포인트 1 · 40대의 체중 관리는 식생활을 바꿔야 한다. 적당한 식사량과 적정량의 단백질 섭취한다. 어느 때나 과식은 비만의 원흉이다. 근육을 만들고 있는 것은 단백질이고 그래서 체지방을 줄일 목적으로 운동을 시작했을 경우 섭취하고 있는 단백질 질량이 적으면 근육을 유지할 수 없게 될 가능성도 있다. 단백질은 소화하기 위한 에너지가 다른 식재료보다 필요하기 때문에 활동량에 따라 다르지만 **40대 여성이라면 하루에 60g 정도는 섭취**해야 한다.

 살코기 고기를 먹는 것으로 체지방률을 감소시키는 효과를 기대할 수 있다. 살코기에 함유된 L카르니틴이라고 불리는 성분이 지방산과 결합해 지방을 미토콘드리아 내로 운반하는 역할을 하기 때문이다. L카르니틴이 부족하면 지방산이 에너지로 변하지 않고 지방으로 축적되어 버린다.

포인트 2 · 유산소운동과 스트레칭, 근육운동을 한다. 몇 킬로미터나 달리거나 힘들 정도로 격렬한 유산소운동은 필요 없지만, 매일의 활동량을 늘리고 그것을 습관화하는 것이 필요하다. 적당히 숨이 차오르는 정도의 걷기와 일상적으로 계단을 사용하도록 유의하는 것만으로 달라진다. 개인적으로는 유산소운동보다 중요하다고 느끼는 것이 스트레칭이다. 스트레칭은 관절을 움직이고 있는 근육의 유연성이 향상되므로 관절의 가동 범위가 넓어지고 신체의 뒤틀림이 정돈됨으로써 다이어트 효과로도 이어지기도 한다.

 기초대사를 떨어뜨리지 않기 위해서 필요한 것이 근육운동이다. **노화로 인한 근육량 감소가 기초대사가 떨어지는 것으로 이어져 있기 때문**에 지금까지와 같은 생활이라면 서서히 살이 찌게 되는 것이다. 근육량이 증가하면 기초대사도 향상된다고 알려져 있지만 근육량을 늘리는 것은 쉽지 않다. 하지만 근육을 사용하는 빈도가 높아지면 열을 생산하거나 혈류가 좋아지면서 대사는 올라간다. 근육을 움직이면 당이 에너지로 쓰이고 근육의 당이 없어지면 다음에는 지방이 소비되기 때문에 가볍게 근육 트레이닝을 한 후 유산소운동을 하면 효과가 배로 올라간다.

포인트 3 · **몸은 언제나 따뜻하게 한다.** 냉증이 있으면 살을 빼기 어렵기 때문에 적당한 유산소운동으로 심박수를 올리고 혈류를 좋게 하는 생활을 하는 것이 좋다. 식사나 목욕 등의 생활 습관에도 방법이 필요하다. **종아리 근육에는 아래로 떨어진 혈액을 위로 되돌려 보내는 펌프의 역할**이 있기 때문에 그 펌프의 기능이 둔해지면 다리의 부종이나 냉기로 이어질 수 있기 때문에 발가락이나 발목 돌리기도 효과적이다.

포인트 4 · **식이섬유를 섭취하는 것이 중요하다.** 다이어트를 할 때는 식이섬유를 적극적으로 섭취하도록 하는 이유는 식이섬유는 소화되지 않고 대장까지 도달하기 때문에 변의 재료가 되거나 유익균의 먹이가 되어 증식을 도와줌으로써 변통을 정돈하고 변비를 막는 효과가 있는 것으로 알려져 있기 때문이다.
 40대 여성의 섭취 목표량은 하루 18g 이상이다. 식이섬유는 동물성 식품에는 거의 포함되지 않으며 채소류나 콩류, 해조류, 고구마류, 버섯류 등 식물성 식품에 많이 포함된다. **식이섬유는 부족하기 쉬운 영양소 중 하나이므로 우선 하루 플러스 3~4g을 목표로 적극적인 섭취**를 하는 것이 좋다.

포인트 6 • **불면증과 스트레스가 없어야 한다.** 체지방과 수면과 스트레스 사이에는 깊은 관련이 있다는 것이 연구 결과로 보고되고 있다. 수면 중에는 렙틴이라고 불리는 식욕 억제 효과를 가진 호르몬이 분비된다. 그런데 수면 시간이 부족해지면 렙틴 분비가 저하되고 그렐린이라고 불리는 식욕을 증진하는 호르몬이 분비되는 것이다. **수면 시간이 적으면 호르몬 균형이 깨져 식욕이 증가하고 여분의 지방을 축적하기 쉽다**고 할 수 있다. 또 스트레스를 받게 되면 코르티솔이라고 하는 호르몬이 분비가 되고 코르티솔에는 식욕을 증진시키거나 위 활동을 활발하게 하는 작용이 있기 때문에 스트레스를 받으면 과식으로 이어지기 쉽다. 수면 시간을 잘 취하고 스트레스를 잘 회피함으로써 체지방률 감소에도 효과가 있다.

포인트 7 • **알코올을 삼간다.** 다이어트를 위해서는 술을 자제하는 것도 중요하다. 알코올은 1g당 7.1kcal로 칼로리가 높은 물질이다. 알코올의 농도에 따라 다르지만, 350mL 캔맥주는 알코올만 99kcal 정도나 된다. 또 맥주에는 당질과 단백질도 소량 포함되기 때문에 **350mL 캔맥주 1병의 칼로리는 140~180kcal 정도이다.** 게다가 알코올에는 식욕 증진 작용이 있다.

50대 살이 찌는 이유

50대에 접어들면서 다이어트에 성공하기 어려워졌다는 이야기를 자주 듣는다. 20~30대 때는 다소 뚱뚱해도 식사나 운동에 신경을 쓰면서 바로 체중이 돌아왔지만 40대 이후에는 점점 살이 찌기 쉬워지고 지방을 축적하기 쉬워진다. 게다가 **50대에 접어들면 과식한 것도 아닌데 체중이 증가**하는 데다 지방이 잘 안 빠지는 것이다.

50대는 살찌기 쉬워지고 대사저하와 여성호르몬 감소한다. 해를 거듭할수록 기초대사가 저하되기 때문에 근육량이 떨어지고 피하지방이 붙기 쉬워진다. 또 갱년기 폐경기를 맞는 50대 이후에는 내장지방을 잘 붙이지 않게 하는 작용이 있는 **에스트로겐 등 여성호르몬이 감소하는 것도 살찌기 쉬운 이유** 중 하나이다.

에스트로겐이 감소하면 내장지방이 축적되고 또 여성의 몸은 에스트로겐 분비가 줄어들면 피하지방을 모아 여성호르몬을 내려고 한다. 내장지방과 피하지방 모두 축적되게 됨으로써 체중이 증가하기 쉬워지는 것이다.

건강을 위해서도 과체중이 되지 않는 것이 중요하지만 너무 강한 다이어트는 몸에 부담이 되고 요요의 가능성도 생긴다. 단기간에 큰 폭으로 살을 빼는 강도 높은 다이어트가 아니라 꾸준히 건강하게 체지방률과 체중을 줄여나가는 것을 유의하는 것이 좋다.

50대 여성의 체지방률은 22~29%으로 50대 여성의 표준치로 적정하다고 할 수 있다. 다만 나이가 들면서 근육량이 떨어지기 쉬워지면 체지방이 낮아서 다소 외로운 몸매로 보이거나 주름이 신경 쓰일 수도 있다. 하지만 현실적으로는 50대 여성의 이상으로 삼아야 할 체지방률은 25%~29%가 기준이라고 할 수 있겠다.

50대 여성의 갱년기는 운동과 식사로 대책을 세워야 한다. 일반적으로 나이를 먹어갈수록 기초대사가 저하되기 때문에 피하지방이 붙기 쉬워진다. 또 갱년기 폐경기를 맞는 50대 이후에는 내장지방이 잘 붙지 않게 하는 작용을 하는 여성호르몬(에스트로겐) 분비도 감소하는 시기이기도 하다.
내장지방과 피하지방 모두 축적되게 되는 **50대 이후의 여성들은 체지방이 증가하기 쉬운 상태**라고 할 수 있다. 게다가 대사가 떨어지는 50대 이후에는 한 번 붙은 지방은 좀처럼 떨어지지 않는다. 지방은 내장지방, 피하지방 순으로 줄어들기 때문에 보기에는 바로 성과가 나타나지 않을 수 있다. 피하지방을 감소시키려면 운동과 균형 잡힌 식사를 장기적으로 계속해야 한다.

50대 먹는 양은 같은데,
갈수록 불어나는 나잇살을 싹 없애려면?

포인트 1 · 내장지방을 철저히 뺀다. 50대 여성의 올바른 다이어트 방법 첫 번째는 내장지방을 철저히 빼는 것이다. 체지방에는 2종류가 있으며 내장지방과 피하지방으로 나눌 수 있다. **다이어트를 해서 지방이 떨어지는 순서는 간지방→내장지방→피하지방 순**이다. 우선 내장지방을 태우지 않으면 피하지방이 타는 순서가 돌아오지 않는다.

포인트 2 · 50대 여성의 올바른 다이어트 방법은 과식하지 않고 영양 균형 잡힌 식사이다. 예전과 식사 내용을 바꾸지 않았는데 살이 쪘다고 고민하시는 사람들도 많다. 50대에 살을 빼기 위해서는 **다이어트 원칙 섭취 칼로리 보다 소비 칼로리가 많게 하는 것이 중요**하다. 기초대사가 저하된 50대가 다이어트에 성공하기 위해서는 식사를 신경을 써야 한다. 채소 부족으로 비타민과 미네랄 결핍이나 지질 과다 섭취로 칼로리 오버 등 의식하지 않고 먹던 식사를 고칠 좋은 기회이다.

포인트 3 · 호르몬 균형도 맞춰주는 식재료를 넣는다. 갱년기를 맞은 여성들은 여성호르몬 에스트로겐 분비가 감소하면서 다양한 변화와 부진이 일어난다. 여성호르몬 보충제를 생각해 봐야 하고 콩, 두부, 낫토, 콩가루, 두유 등 콩 제품에 포함된 콩 이소플라본이 에스트로겐과 비슷한 작용을 하여 갱년기 증상을 완화하는 것으로 알려져 있다.

포인트 4 · 잠을 잘 자야 한다. 50대 여성이 다이어트를 성공시키기 위해서는 잠을 잘 자는 것도 중요하다. 수면 부족은 식욕 증진 및 내장 기능 저하 등으로 이어진다. 그런데 갱년기에는 불면증으로 고민하시는 사람들도 많다.

포인트 5 · 알코올 섭취를 자제해야 한다. 50대부터 기초대사를 올리기 위해서는 가급적 알코올 섭취를 삼가하도록 한다. 알코올 섭취는 간에 손상을 주고 대사에 필요한 효소의 기능을 저하시키기 때문에 기초 대사를 저하시키는 요인이 된다. 또 알코올을 섭취하게 되면 식욕조절 호르몬 렙틴이 억제돼서 과식할 가능성이 높다. 렙틴의 작용은 포만 중추를 자극하여 식욕을 억제하고 에너지 소비를 증진한다.

포인트 6 · 스트레스를 줄인다. 다이어트를 성공시키기 위해서는 스트레스를 줄이는 것도 중요하다. 스트레스로 인해 식욕이 증가할 뿐만 아니라 스트레스 호르몬 코티솔이 분비되어 지방이 축적되기 쉬워진다. 코르티솔의 작용은 지방 세포에 작용하여 지방을 축적하도록 지시한다. 코르티솔이 대사를 억제해 버리기 때문에 기초대사를 올리기 위해서는 스트레스를 줄일 수 있는 방법을 찾아보는 것도 좋다.

포인트 7 · 운동을 습관화한다. 유산소운동과 근력 운동을 모두 한다. 50대부터 올바른 다이어트 방법의 유산소운동과 무산소 운동(근육 트레이닝)을 하는 것이다. 운동 부족이나 근육량 저하로 대사가 떨어지는 50대이지만 운동으로 대사를 올릴 수 있다. 유산소 운동은 지방 연소 효과가 있어 지구력이 붙고 근육 트레이닝은 근육을 늘리고 기초 대사를 올리는 데 효과적이다.

 스쿼트나 라디오 체조, 스트레칭 등 집에서 언제든지 쉽게 할 수 있는 부담이 적은 운동부터 시작하면 습관화되기 쉽다. 산책 겸 걷기, 쇼핑할 때 일부러 우회하여 걷기, 에스컬레이터나 엘리베이터가 아닌 계단을 사용하는 것 등도 좋은 운동이 된다.

포인트 8 • 폐경기에 접어들었다면? 4, 50대에 접어든 몸집이 불어난다고 폐경과 여성호르몬 부족을 탓하지 마라. 갱년기 여성이 살이 찌는 것은 호르몬 변화 탓만은 아니다. 나이가 들면서 신진대사 능력이 떨어져 섭취한 열량을 덜 태우고 생활습관도 변해 운동을 덜 하는 것이 체중에 영향을 미치는 주범이다. 그러나 어느 부위에 살이 찌는지는 폐경과 관계있다. 폐경이 오면 엉덩이나 허벅지 주변이 아닌 허리에 지방이 쌓이게 된다.

포인트 9 • 갑상샘저하증, 쿠싱증후군 혹은 다낭성 난소증후군이 있다면? 갑상선(갑상샘)기능 저하증이 발생하면 목밑샘이 제 기능을 하지 못해 갑상샘호르몬이 충분히 분비되지 못하면 피곤함을 느끼고 감기에 걸린 듯 비실거리게 되며 살도 찔 수 있다. 갑상샘호르몬이 충분하지 않으면 신진대사가 느려져 더 쉽게 살이 찐다.

 비정상적으로 코르티솔 호르몬을 과다 분비하는 쿠싱증후군의 대표적 증세가 체중 증가다. 특히 얼굴이 달덩이처럼 둥그레지고 목뒤와 배에 지방이 축적된다. 쿠싱증후군은 천식, 관절염, 낭창 등의 질환 치료를 위해 코르티코스테로이드를 복용하거나 부신피질 자극 호르몬이 과다 분비될 경우 발병할 수 있다.

다낭성 난소증후군은 가임기 여성에게 나타날 수 있는 호르몬 질환으로, 작은 낭종이 난소에 자라는 질환이다. 발병하면 인슐린 작용을 방해해 체중 증가를 유발할 수 있으며, 특히 심장질환 위험을 높이는 복부에 집중적으로 살이 찐다. 또 이 질환은 호르몬 불균형을 초래해 월경 주기에 영향을 끼치고 체모와 여드름을 부쩍 늘릴 수 있다.

포인트 10 · 항우울제나 항염증제를 복용 중이라면? 항우울제의 부작용 가운데 하나는 살이 찌는 것이다. 항우울제를 오랫동안 복용했던 사람의 25% 정도가 체중 증가를 겪는 것으로 알려져 있다. 그러나 약물 치료를 받고 살이 찐 우울증 환자 가운데 일부는 기분이 나아져 식욕이 돌아왔기 때문인 경우도 있다.

스테로이드성 항염증 약은 살찌게 만드는 약으로 알려져 있다. 이들 약이 대사 작용을 억제하고 식욕을 증가시키기 때문이다. 이 약물이 몸에 얼마나 강하게 작용하는지, 또는 얼마나 오래 복용했는지에 따라 살찌는 부작용의 심각성이 좌우된다.

Chapter

02

뱃살이 무엇인지 알고 가자

뱃살(복부비만)이란 무엇인가?

 뱃살(복부비만)이란, 복부(가슴과 다리사이에 있는 부위)부위에 지방이 과도하게 쌓이면서 복부가 불룩 튀어나온 것을 말한다. 비만은 무절제한 식생활이나 과식, 많은 스트레스, 운동부족 등으로 기초대사의 양이 떨어지면서 몸이 뚱뚱해지는 것으로 중년 남성들에게 많이 나타나지만 요즘은 젊은 사람들과 여성들에게도 많이 나타난다. 속어로는 똥배 또는 올챙이배라고 불리기도 한다. 유난히 복부에 지방이 많이 쌓일 때는 다른 신체부위 비만보다 건강에 더 위험하다.

 따라서 허리둘레가 남자가 90cm(35.4인치), 여자 85cm(33.5인치) 이상일 때 복부비만으로 판정된다. 복부지방은 부위에 따라 피하지방과 내장지방으로 구분되는데, 내장에 지방이 많이 쌓일 경우 고혈압, 당뇨, 고지혈증, 심뇌혈관 질환 등의 합병증이 유발될 수 있기 때문에 건강상 매우 위험해질 수가 있다

뱃살(복부비만)의 근본적 원인을 무엇일까?

사람은 나이를 먹을수록 깊은 주름과 함께 내장에 지방이 쌓이게 되면서 복부가 불룩하게 튀어나온다. 물론 사람에 따라 복부가 적게 나오거나 많이 나오는 차이는 있다. 어쨌든 이런 현상은 자연스런 것으로 과거엔 배가 많이 나와도 대수롭지 않게 여겼다.

하지만 지금은 의학적으로 심각한 복부비만으로 다뤄지고 있으며, 이에 따라 사람들은 항상 날씬한 몸매를 유지하려고 노력하고 있다. 특히 뱃살은 상복부와 하복부 중간에 나타나기 때문에 비만이 심해질수록 건강을 해칠 가능성이 높다. 심지어 일상생활에서도 몸의 움직임이 둔해지면서 불편해 질 수밖에 없다.

뱃살(복부비만)의 부위별 원인은 무엇일까?

복부비만은 윗배 상복부 뱃살, 하복부 뱃살, 아랫배 처진 복부 뱃살, 옆구리 발달한 뱃살 등으로 구분된다. 이것을 구별하는 기준은 허리둘레이다. 예를 들면 허리둘레가 33.5인치 이상일 때는 유산소 운동과 적절한 식단조절을 해야만 한다. 다음은 복부별 비만원인을 알아보자.

• 상복부 뱃살

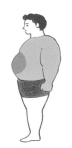

팔과 다리는 가는 반면 윗배만 불룩하게 나온 유형으로 폭식과 과식을 하는 사람들에게 많이 나타나는 유형으로 윗배 볼록형 (상복부) 비만은 배 위쪽에 지방이 쌓이면서 나타나는 복부 비만이다. 윗배 볼록형(상복부) 비만의 원인은 폭식, 야식, 음주습관 등을 비롯해 스트레스를 심하게 받을 때 나타날 수 있다. 상복부에 생긴 지방은 하복부에 생긴 지방보다 빠른 시간 안에 뺄 수 있는 장점을 가지고 있다. 이에 따라 뱃살다이어트에 맞는 식단으로 바꾼 다음 꾸준하게 실천해나간다면 상복부에 지방이 쌓이는 것을 예방할 수가 있다.

예를 들면 식사량을 대폭 줄이고 단백질이 풍부한 식품을 섭취하면서 지방과 탄수화물 등의 섭취를 삼가야 한다. 그렇다고 지방과 탄수화물을 전혀 섭취하지 않으면 건강에 이상이 나타나기 때문에 소량으로 섭취하라는 의미이다.

특히 각성제 또는 많은 염분의 섭취는 건강을 위협하는 비만의 지름길이 되기 때문에 식이섬유나 섬유질이 많은 식품을 선택해 섭취하고 잠자리에 들기 4시간 전에는 그 어떤 것도 먹지 말아야 한다. 그리고 유산소 운동은 가벼운 경보나 등산 등을 선택해 1일 30분 이상 꾸준히 실천해나간다면 상복부에 쌓인 지방을 빼는데 효과가 좋다.

• 하복부 뱃살

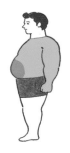

윗배와 아랫배가 같이 나온 유형으로 내장지방과 피하지방이 같이 늘어난 상태의 유형으로 남산형(하복부) 비만은 배가 동그랗게 지방이 쌓이면서 허벅지와 엉덩이에도 지방이 두툼하게 나타나는 복부비만이다. 하복부 비만의 원인은 운동량이 부족하거나 자리에 장시간 앉아 있거나 심한 스트레스를 받을 때 나타날 수 있다. 이런 경우는 아래쪽 배가 불룩하게 나오면서 허벅지와 엉덩이까지 살이 찌게 된다. 또한 만성변비와 부종까지 동반될 수도 있다. 따라서 유산소 운동을 꾸준하게 늘이면서 식단을 조절한다면 예방할 수 있다. 이밖에 지방을 물리적으로 제거하기 위한 수술방법으로 지방흡입술도 있다. 그리고 꾸준한 복부 마사지를 통해 지방을 제거할 수도 있다. 즉 양손을 겹쳐 배꼽을 기준하여 시계방향으로 원을 커다랗게 또는 작게 천천히 깊게 그리면서 마시지하면 된다. 마사지 횟수는 10회 이상이면 족하다.

• 아랫배 처진 복부 뱃살

아랫배 볼록형(처진 복부) 유형은 활동이 부족해서 생기는 유형으로 아랫배 볼록형(처진 복부)는 뱃살이 탄력을 잃고 심하게 주름이 있는 복부비만이다. 원인은 임신과 출산인데, 이런 경우 쌓인 지방을 제거하기가 매우 어렵다. 다시 말해 임신과 출산 전인 산모의 뱃살에 지방이 쌓이는 것은 당연한 것이다. 왜냐하면 이것은 자궁 속에 있는 태아를 지켜주기 위해 쌓이는 지방인데, 출산 후 늘어난 뱃살 피부는 빠른 시간에 수축되어 피부탄력까지 잃게 되면서 처지게 된다. 따라서 처진 뱃살을 원상복귀 시키려면 복근훈련을 선택하면 된다. 따라서 집에서 쉽게 할 수 있는 복근운동으로 레그레이즈가 가장 적합하다.

• 옆구리 발달한 뱃살

몸이 유연하지 않거나 운동이나 활동량이 부족한 사람들에게서 나타나는 유형으로 복부의 피하지방이 원인인 경우가 많다.

뱃살(복부비만)의 생기는 원인은?

먼저 원인을 파악하기 전 자신의 일일스케줄을 정리해보면 스스로에 대한 생활습관을 알 수가 있다. 내장에 지방이 쌓이면 쌓일수록 우리 몸 전반에 염증이 유발될 확률이 매우 높다. 이런 염증으로 인해 고혈압, 고혈당, 대상증후군, 고지혈증 등이 나타나기 때문에 내장비만은 성인병의 원인이기도 하다. 이 가운데 혈관에 노폐물이 쌓이는 고혈압이나 고질혈증은 여러 가지 합병증을 일으키기도 한다.

이밖에 복부비만으로 인해 뱃살에 살이 찌면서 몸무게가 늘어나면서 척추, 무릎, 관절 등에 이상이 생길 수도 있다.

• **기초대사량을 초과하는 칼로리 섭취 때문이다.** 기초대사량은 성별, 나이, 몸무게, 개인의 신체적 요인인 신진 대사율이나 근육량 등으로 차이가 있다. 일반적으로 남성은 체중 1kg당 1시간에 1kcal, 여성은 체중 1kg당 1시간0.9kcal가 소모된다. 따라서 칼로리가 높은 음주, 튀김, 과자 등의 섭취와 과식, 폭식 등의 식습관과 야식, 흡연 등을 비롯해 자리에 장시간 앉아서 일하기 때문에 복부에 지방이 쌓이게 되는 것이다.

• **과도한 영양 섭취도 원인이 된다.** 일반적 식습관인 삼시세끼 외에 간식으로 당이 높은 식품들, 즉 칼로리가 높은 피자나 치킨 등을 먹어 영양이 과잉으로 섭취되면서 비만이 초래된다. 따라서 이런 비만을 피하기 위해서는 한 끼의 식사라도 여러 번 나눠 소식하면 좋다. 전자에 서술했듯이 끼니 사이에 간식을 섭취한다는 것은 살이 찌기를 바라는 것과 같다. 그래서 가능한 한 간식을 삼가는 것이 건강에 유익하다.

• **운동부족도 원인중의 하나이다.** 과거와 달리 지금은 건강을 최우선으로 생각하면서 운동을 열심히 하는 사람들도 많이 늘어났지만, 일부 사람들은 습관적으로 식사 직후 바로 자리에 앉거나 눕는 경우가 많다. 이런 습관으로 인해 수면부족이나 늦게 취침하는 경우들이 초래된다. 그 결과 내장에 지방이 쌓이는 것은 당연하다. 그래서 꾸준하고 가벼운 유산소 운동으로 비만을 예방해야 한다. 따라서 규칙적인 유산소 운동은 신진대사를 유지하면서 지방을 소모시키기 위한 최고의 방법이다.

• 호르몬 감소로 인해 오기도 한다. 폐경기인 여성들과 중년 이상의 남성들에게 에스트로겐의 분비가 줄어들면 내장에 지방이 쌓이게 되어 복부비만을 초래한다. 왜냐하면 이 호르몬은 우리 몸에서 내장에 지방이 쌓이는 것을 억제해주는 물질이기 때문이다.

• 장내 미생물 불균형에서 오기도 한다. 2022년 서울대 보건대학원, 한국과학기술연구원(KIST), 레가의학연구소, 매사추세츠종합병원과의 공동연구를 통해 비만도에 따라 변화하는 핵심 미생물 관계가 박테로이데스와 아커만시아 균주 사이에서 서로 상호작용으로 구성되어 있다는 것이 밝혀졌다. 만약 장내 미생물의 불균형이 초래된다면 뱃살(복부비만)뿐만 아니라 당뇨와 지방간 등을 유발시킬 수도 있다.

• 유전인자의 영향으로 뱃살이 나오기도 한다. 가족 중 비만이 있으면 유전으로 인해 자식에게까지 이어진다. 왜냐하면 유전적 인자와 매우 가깝기 때문에 뱃살(복부비만)의 원인이 되기도 한다. 스탠포드 버넘 연구소는 유전인자에 따라 살이 찌는 신체부위가 달라진다는 연구결과를 발표했다.

• 수면부족으로도 뱃살은 늘어난다. 수면이 부족해지면 그만큼 칼로리를 많이 섭취하기 때문에 복부비만이 될 가능성이 높다. 다시 말해 수면이 부족해지면 호르몬의 일종인 렙틴물질 생성이 떨어지면서 반대로 그렐린 물질 생성이 많아진다. 따라서 이런 현상으로 인해 비만이 나타나게 된다. 어떤 연구에서 비만인 사람이 1일 9시간 수면하는 사람보다 6시간 이하로 수면하는 사람이 27%가 더 많다고 발표하기도 했다. 따라서 충분한 수면을 취하는 것도 뱃살(복부비만)을 예방할 수가 있다.

• 스트레스로 뱃살이 늘어난다. 스트레스는 현대인들에게 있어 만병의 근원

이기도 하다. 크고 작은 스트레스를 장시간 또는 장기간 받으면 호르몬의 변화가 일어나 뱃살(복부비만)이 나타난다. 패트리샤 라미레스(Patricia Ramirez)는 스트레스를 받으면 아드레날린과 코리티솔 물질이 분비되는데, 분비되는 수치가 높아지면 질수록 복부에 지방이 쌓여 뱃살(복부비만)을 초래한다고 했다.

• 탄수화물이 많은 식단이 원인이기도 하다. 뱃살(복부비만)인 사람들의 공통점을 살펴보면 한결같이 탄수화물과 지방이 풍부한 음식을 과잉섭취하고 있다. 다시 말해 탄수화물과 지방이 풍부하게 들어 있는 식품을 섭취한다는 것은 복부에 지방을 쌓이게 해주는 꼴이 된다. 더구나 인스턴트식품이나 첨가물이 많이 가미된 음식들 대부분 탄수화물과 지방이 많이 들어 있다.

• 과음이 원인이다. 술은 모든 성인들이 즐겨 찾는 식품이다. 즉 슬플 때도 한 잔, 기쁠 때도 한잔, 스트레스로 한잔 등 이래저래 한잔 한잔하다보면 어느덧 뱃살에 지방이 쌓이게 되면서 뱃살(복부비만)이 되는 것이다. 주변에서도 흔히 볼 수 있는 광경인데, 술을 많이 마시는 사람치고 배가 불룩하게 튀어나오지 않는 사람이 없다. 술은 우리 몸에 백해무익하다는 말이 있듯 오로지 높은 칼로리만 제공할 뿐이다.

• 장기 투약의 부작용으로 오는 경우도 있다. 어떤 특정한 질병으로 인해 오랫동안 약을 복용한다면 그 부작용으로 인해 비만이 나타날 수도 있다. 예를 들면 당뇨병 약, 고혈압 약, 간질 약, 스테로이드, 피임 약, 호르몬 약, 정신장애 약, 편두통 약 등이다. 물론 사람에 따라 이런 약을 장기간 복용한다고 무조건 살이 찌지 않는다.

효과 직방!
4050대가 꼭 해야 하는
조금만 해도 확 달라지는
부위별 운동

효과 직방! 40~50대의 고민
조금만 해도 **확 달라지는** 부위별 운동

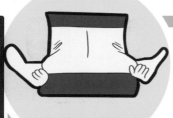

러브 핸들 **박살운동**
양쪽허리에 튀어나온 살(잡히는 옆구리 뱃살)

옆으로 누워 어깨 아래에 팔꿈치를 어깨 아래에 두고 몸을 곧게 유지한다.
* 반대쪽 손은 허리에 놓거나 위로 뻗는다.
* 호흡을 내쉬며 엉덩이를 들어 올린다.

머리와 상체가 일직선이
되게 한다

양발을 포갠다.

* 머리부터 발끝가지 일직선을 유지하며 반대쪽도 같은 방법으로 반복한다.
* 허리 통증을 조심해야 한다.

10초에서 20초가 1회로 10회 총 3세트 진행해 준다.

효과 직방! 40~50대의 고민
조금만 해도 **확 달라지는 부위별 운동운동**

접히는 옆구리살 박살운동

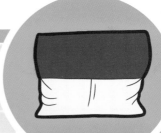

- 옆으로 누워 한쪽다리와 골반은 바닥에 밀착 시키고 반대편 다리는 바로 위에 자리 잡는다.
- 팔꿈치는 바닥에 놓고 어깨와 수직을 만들어 머리를 받쳐주어 자세를 만들어 준다.

발을 뻗을 때 자세를 고정시켜야 한다

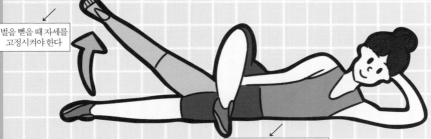

복부에 힘을 주어 긴장시킨다

- 상체는 바닥에 하체는 그대로 놓고 위쪽 다리를 앞으로 구부려 손으로 잡는다. 손을 놓으며 잡은 다리를 놓고 45도 방향으로 쭉 뻗는다.

10회 반복하며 반대로 10회 3세트를 한다.

효과 직방! 40~50대의 고민
조금만 해도 **확 달라지는** 부위별 운동

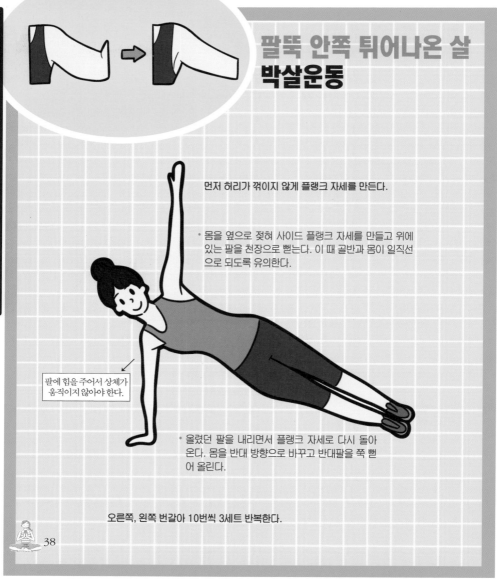

팔뚝 안쪽 튀어나온 살
박살운동

먼저 허리가 꺾이지 않게 플랭크 자세를 만든다.

• 몸을 옆으로 젖혀 사이드 플랭크 자세를 만들고 위에
  있는 팔을 천장으로 뻗는다. 이 때 골반과 몸이 일직선
  으로 되도록 유의한다.

팔에 힘을 주어서 상체가
움직이지 않아야 한다.

• 올렸던 팔을 내리면서 플랭크 자세로 다시 돌아
  온다. 몸을 반대 방향으로 바꾸고 반대팔을 쭉 뻗
  어 올린다.

오른쪽, 왼쪽 번갈아 10번씩 3세트 반복한다.

효과 직방! 40~50대의 고민
조금만 해도 **확 달라지는** 부위별 운동운동

팔뚝 안쪽 튀어나온 살
박살운동

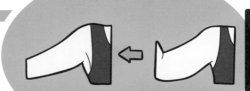

덤벨 1kg~3kg 자리나 물이 들어간 물병 500ml를 준비 한다.

양손에 덤벨을 들고 서서 양쪽 발을 어깨 너비로 벌린다.
* 상체를 약간 숙인 자세에서 시작한다.

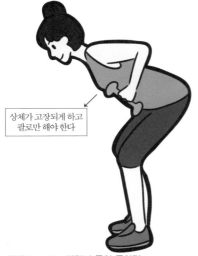

상체가 고장되게 하고
팔로만 해야 한다

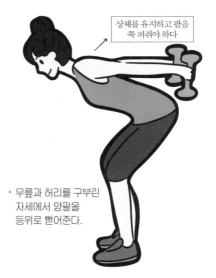

상체를 유지하고 팔을
쭉 펴줘야 하다

* 무릎과 허리를 구부린
  자세에서 양팔을
  등위로 뻗어준다.

* 덤벨 1kg~3kg 자리나 물이 들어간
  물병 500ml을 들고 다리를 어깨 너비로
  벌린 다음 무릎과 허리를 굽힌다.
  이때 팔은 90도 각도를 유지한다.

10회 3세트를 한다.

효과 직방! 40~50대의 고민
조금만 해도 **확 달라지는** 부위별 운동

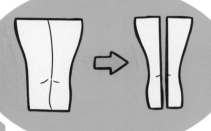

허벅지 안쪽살 박살운동

허벅지를 비롯한 다리 근육을 발달시키는데 효과적이다. 하체 비만인 경우, 횟수를 늘려 실시하면, 다리의 지방을 빠른 시간 내에 없앨 수 있다.

다리를 어깨너비로 벌리고 선다.
• 무게중심을 중앙에 둔 상태에서 오른발을 오른쪽으로 한 발 크게 내딛는다.

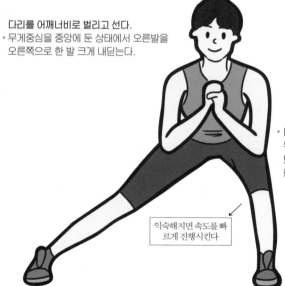

• 마찬가지로 무게중심을 중앙에 두고 반대로 왼발을 왼쪽으로 한 발 크게 내딛는다. 동작을 반복한다.

익숙해지면 속도를 빠르게 진행시킨다

Tip
더 강한 운동을 원한다면 다리를 좌우로 딛을 때 같은 방향의 손으로 바닥을 짚는다.

양쪽 20회 3세트를 한다.

효과 직방! 40~50대의 고민
조금만 해도 **확 달라지는** 부위별 운동운동

허벅지 안쪽살 박살운동

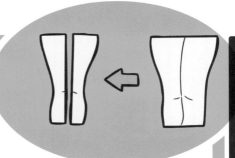

다리, 엉덩이, 허벅지 안쪽을 다양하게 자극하는 스쿼트
이다. 이 동작은 특히 여성들에게 추천하는 운동으로 허
벅지 안쪽과 엉덩이 옆 라인을 탄력적으로 다듬는 데 효
과적이다.

**다리를 어깨너비보다 넓게 벌리고 서서 양손은 무릎
에 위치시킨다.**
이때 양발은 각각 45도 정도 밖을 향하게 열어준다.

• 호흡을 들이마시면서 천천히
  무릎을 굽힌다. 이때 무릎이 엄
  지발가락을 향하도록 한다.
• 호흡을 내쉬면서 무릎을 편다.
  이때 안쪽 허벅지와 엉덩이에
  긴장감을 느끼며 올라온다. 동
  작을 반복한다.

허리가 앞으로 숙여지
거나 뒤로 젖혀지지지않
도록 한다

무릎을 구부릴때는 발
끝이 바깥쪽을 향하게
한다

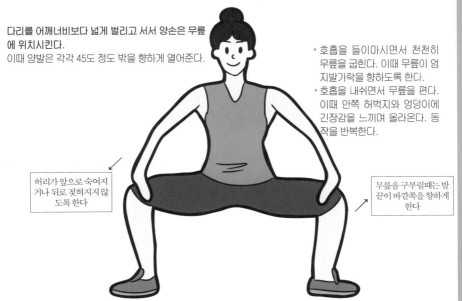

Tip
무릎을 구부려 아래로 내려갈 때 다리 안쪽 근육이 늘어나는 것을 충분히 느끼고, 올라올 때는 엉덩이 옆쪽이
자극되는 것을 느끼면서 천천히 실시하면 효과를 더 크게 볼 수 있다.

10초씩 15회 3세트를 한다.

41

효과 직방! 40~50대의 고민
조금만 해도 **확 달라지는 부위별 운동**

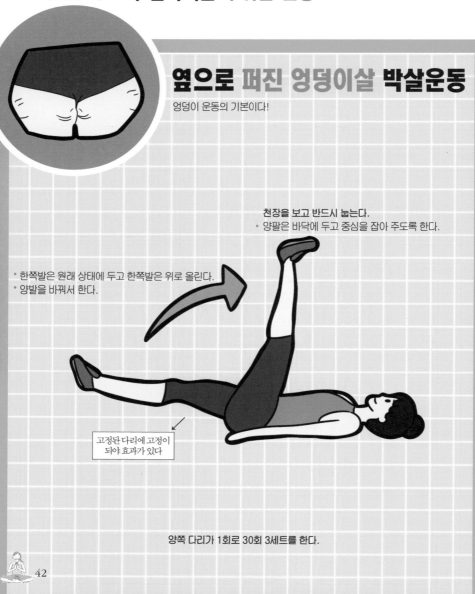

옆으로 퍼진 엉덩이살 박살운동

엉덩이 운동의 기본이다!

천장을 보고 반드시 눕는다.
• 양팔은 바닥에 두고 중심을 잡아 주도록 한다.

• 한쪽발은 원래 상태에 두고 한쪽발은 위로 올린다.
• 양발을 바꿔서 한다.

고정된 다리에 고정이
되야 효과가 있다

양쪽 다리가 1회로 30회 3세트를 한다.

효과 직방! 40~50대의 고민
조금만 해도 **확 달라지는** 부위별 운동운동

푹꺼진 엉덩이살 **박살운동**

엉덩이를 힙업하고 탄력 있게 만드는 데 탁월한 동작이다.

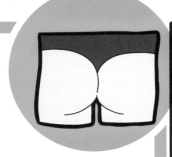

무릎과 손을 바닥에 대고 엎드린 자세를 취한다.

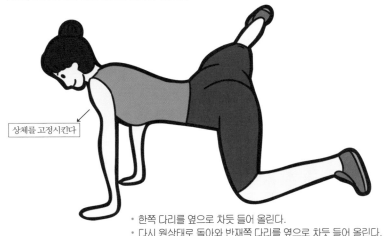

상체를 고정시킨다

• 한쪽 다리를 옆으로 차듯 들어 올린다.
• 다시 원상태로 돌아와 반재쪽 다리를 옆으로 차듯 들어 올린다.

양쪽 다리가 1회로 20회 3세트를 한다.

43

효과 직방! 40~50대의 고민
조금만 해도 **확 달라지는** 부위별 운동

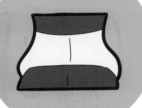

옆구리 등 튀어나온 살 **박살운동**

무릎을 구부리고 양손으로 가볍게
머리를 감싸준다.

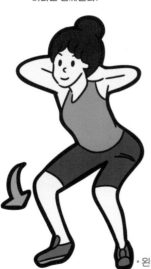

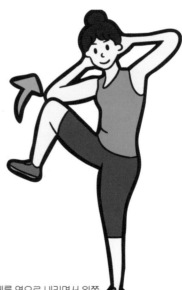

• 왼쪽 상체를 옆으로 내리면서 왼쪽
  무릎은 팔이 닿을 정도로 올린다.
• 반대쪽도 같은 방법으로 반복 실시한다.

양쪽 다리가 1회로 20회 3세트를 한다.

44

효과 직방! 40~50대의 고민
조금만 해도 **확 달라지는 부위별 운동운동**

등 튀어나온 살 **박살운동**

허리와 엉덩이를 중심으로 전신 후면의 근육을 자극하여
탄력적인 뒷모습을 만들어 주는 동작이다.

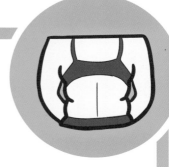

엎드린 자세에서 시선은 바닥을 보고 두 손과 두 발을 쭉 뻗는다.
• 호흡을 내뱉으며 오른팔과 양다리를 위로 최대한 들어 올린다.

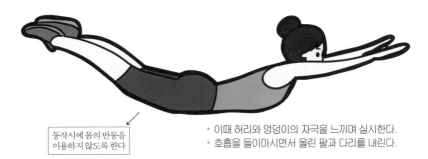

동작시에 몸의 반동을
이용하지 않도록 한다

• 이때 허리와 엉덩이의 자극을 느끼며 실시한다.
• 호흡을 들이마시면서 올린 팔과 다리를 내린다.

Tip
운동 전에 가볍게 허리 스트레칭 후 실시한다.
허리와 엉덩이의 자극을 느끼며 실시한다.

10초 3세트를 한다.

효과 직방! 40~50대의 고민
조금만 해도 **확 달라지는** 부위별 운동

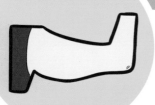

처진 팔뚝살 박살 운동

천장을 바라보고 누운 상태에서 양팔은 펴서 손바닥을 바닥에 대고 무릎은
세워 A자가 되도록 한다.

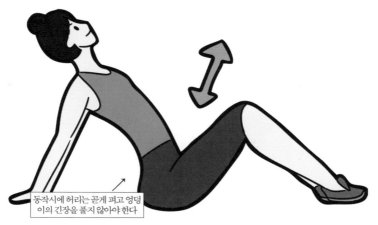

동작시에 허리는 곧게 펴고 엉덩이의 긴장을 풀지 않아야 한다

- 숨을 내쉬면서 골반을 위로 들어 올린다.
- 엉덩이에 긴장감 느끼면서 1~2초간 정지 자세를 취한다. 숨을 들이마시면
  서 골반을 바닥에 내린다.

Tip
다리의 힘이 아니라 엉덩이의 힘으로 올린다는 느낌으로 실시한다.

10초 3회 3세트를 한다.

겨드랑이 튀어나온 살 박살 운동

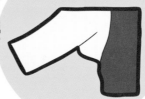

앞으로 반드시 누워 팔을 앞으로 쭉 뻗어준다.
* 가슴을 들어 올리며 팔을 굽힌 체 뒤로 최대한 들어 올린다.

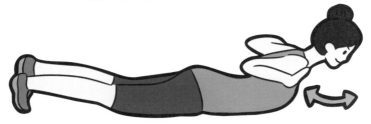

* 팔에 신경을 써서 운동을 한다.

15회 3세트를 한다.

효과 직방! 40~50대의 고민
조금만 해도 **확 달라지는** 부위별 운동

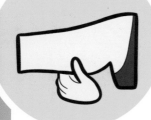

안쪽 팔뚝살 박살 운동

무릎을 대고 엎드린 자세에서 양손을 어깨너비 두 배로 벌리고 발을 모아준다.
* 두 팔을 곧게 펴고 허리를 아치형으로 만들면서 가슴에 긴장을 준다.

어깨너비보다 좀더 넓게 손을 짚고
팔꿈치가 밖으로 향하게 한다

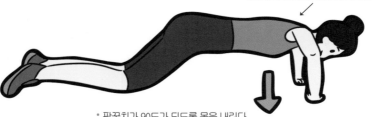

* 팔꿈치가 90도가 되도록 몸을 내린다.
* 겨드랑이에 힘을 주고 가슴을 모아주는 느낌으로
  팔꿈치를 밀어주면서 몸을 위로 올린다.

Tip
어깨너비보다 약간 좁게 실시하면 상완삼두근의 발달에
효과적일 뿐 아니라 가슴근육에 다른 자극을 줄 수 있다.

20회 3세트를 한다.

Chapter

03

살 빼는 지름길 아니었어?

다이어트를 해도
살이 빠지지 않는
잘못 알려진 다이어트 습관 17가지

체중 감량을 위해 했던 행동이 알고 보니 다이어트에 이롭지 않은 경우가 있다. 미국 건강 매체에 실린 다이어트에 실패하는 사람들이 흔히 저지르는 실수다.

섭취 열량을 극단적으로 제한한다?

섭취 열량을 극단적으로 제한하는 것은 다이어트에 도움이 되지 않는다. 체중을 빠르게 감량하고 싶은 마음에 양배추 수프 등 간단한 음식으로 식사를 때우거나 포도 등 특정 음식만 섭취하는 것은 바람직하지 않다. 하루 섭취 열량을 1,000kcal 미만으로 줄이면 당연히 체중이 줄어들지만 동시에 신진대사 역시 느려진다. 결국 칼로리를 더 천천히 태우는 몸으로 변하게 돼 **식단 관리를 멈추면 체중이 다시 증가하는 요요 현상**이 일어나게 된다.

저탄고지 식단만 요구한다?

소위 황제 다이어트로 불리는 고단백, 저탄수화물 다이어트를 하면 체중이 줄어든다. 하지만 그 이유의 상당 부분은 물이 빠져나가는 데 있다. 다이어트를 시작한 최초 며칠간 화장실을 자주 들락거리게 된다.

탄수화물이 부족하면 신체는 글리코겐을 분해해서 포도당을 얻기 때문이다. 문제는 글리코겐 1kg당 물 3kg이 결합되어 있다는 사실이다. 탄수화물을 어느 정도 섭취하게 되면 신체에는 다시 물이 축적되고 체중도 되돌아온다.

키토제닉 다이어트라고도 불리는 **저탄수화물과 고지방 식단은 탄수화물 섭취를 전체 칼로리의 10% 미만으로 줄이고 지방 섭취 비율을 70%로 늘리는 식단을 의미**한다. 고기 등 맛있는 음식을 섭취하면서 단기간에 체중 감량 효과를 볼 수 있어 인기를 끌고 있다. 인스타그램에 저탄고지 다이어트를 검색했을 때 나오는 게시글만 2만 개가 넘는다. 저탄고지 식단을 장기간 지속하면 심혈관질환 발생 등의 부작용이 나타날 수 있다.

저탄고지 식단은 탄수화물 섭취를 줄이고 부족한 열량을 지방으로 채우는 방식이다. 많은 사람이 저탄고지 식단을 활용해 체중 감량을 시도하고 있으나 부작용도 만만찮다. 고지방 식사를 통해 포화지방을 과다하게 섭취하면 LDL 콜레스테롤 수치가 증가해 심혈관질환 발생 위험이 커진다. LDL 콜레스테롤은 동맥경화증, 심장질환 등의 위험을 높여 일명 나쁜 콜레스테롤이라고 불린다.

체중을 빨리 줄이면 바로 요요가 온다?

살을 천천히 빼야 하고 **빠르게 빼면 다시 살이 찌는 요요 현상이 일어난다는 말을 많이 한다.** 최근 연구는 체중을 천천히 줄이는 건 좋은 방법이지만, 빠른 체중 감소가 반드시 요요 현상의 위험을 높이지는 않는다는 것을 보여준다. 실제로는 체중을 빨리 줄이는 것이 장기적인 체중 감량에 도움이 된다. 한 연구는 첫 달 동안 빠르게 체중을 감량한 사람들은 천천히 체중 감량을 한 사람들보다 18개월 이내에 체중의 10%를 감량했을 가능성이 5배 높다는 것을 발견했다.

건강한 음식이니까 많이 먹는다?

견과류, 아보카도, 통곡 밀, 올리브유, 다크 초콜릿 등은 건강에 도움이 되는 대표적인 음식이다. 과자, 피자, 파스타 등 다이어트에 적이 되는 음식을 먹지 않는 사람들은 이러한 **건강한 음식을 마음껏 먹어도 된다고 생각한다. 이런 음식도 칼로리가 낮은 것은 아니다.** 심지어 과일조차도 많이 먹으면 살이 찐다. 특히 당분 함량이 높은 과일이라면 더욱 그렇다. 평소 즐겨 먹는 건강한 음식의 칼로리를 미리 알아두고 다이어트 칼로리를 초과하지 않도록 조절해야 한다.

오로지 유산소 운동만 한다?

 다이어트를 하려면 심장 강화 운동, 즉 유산소 운동은 필수다. 하지만 근력 운동 없이 유산소 운동만 하다 보면 쉽게 지치고 다칠 우려가 있다. 근력 운동을 통해 근밀도와 신진대사율을 높여야 심장 강화 운동을 지속할 수 있는 힘이 생기고 칼로리 소모량도 증가한다.

쫄쫄 굶으며 운동한다?

 위가 빈 상태에서 운동을 하면 지방이 아닌 근육에서 많은 칼로리가 빠져 나간다. 지방 대신 근육 손실이 늘어나면 기운이 없어지고 쉽게 지쳐 운동을 포기하게 된다. 다이어트를 하더라도 안 먹는 것보다 적당히 먹는 편이 오히려 살을 빼는데 도움이 된다.

배고프지 않아도 아침은 꼭 먹어라?

 잠에서 깨어나 신진대사를 높이려면 아침을 먹으라는 조언을 들어 본 적이 있을 것이다. 많은 사람이 아침 식사가 체중 조절에 중요하다고 생각하고 있다. 한 연구에 따르면 **아침을 거른 사람들은 아침 식사를 한 사람들에 비해 점심에 144cal를 더 먹었지만, 하루 섭취량은 다른 사람에 비해 408cal 낮은 것으로 나타났다.** 아침을 거르는 것은 간헐적 금식의 한 형태로 살을 빼는 데 도움이 된다는 주장도 있다.

 간헐적 단식은 건강상 이점도 있다. 배가 고프지 않은데 아침을 챙겨 먹을 이유가 없다. 아침을 먹는다면 점심에 과식하지 않도록 단백질이 풍부하게 들어간 음식을 챙겨 먹는 게 좋다.

간식 섭취 열량을 계산하지 않고 먹는다?

다이어트를 할 때는 아무리 적은 양이라도 섭취한 모든 식품의 열량을 계산해야 한다. 무심코 먹은 초콜릿 한 개, 과자 한 봉지가 쌓이면 다이어트 계획을 무산시킬 수 있다.

무조건 저지방 음식만 찾아만 찾는다?

지방을 적게 먹는 것은 중요하다. 그러나 저지방 음식과 저칼로리 음식을 혼동해서는 안 된다. 저지방 케이크라 해서 양껏 먹으면 보통 케이크를 조금 먹는 것보다 더 많은 칼로리를 먹게 된다. 해로운 포화지방을 줄이고, 유익한 불포화 지방을 잘 먹는 게 중요하다. 정상 체중인 사람은 저지방 식품을 먹을 때 일반 식품을 먹을 때보다 평균 28% 더 많은 칼로리를 섭취하며 비만인 사람은 평균 45% 더 많은 칼로리를 섭취한다는 미국 코넬대 연구 결과가 있다.

물을 적게 마신다?

물은 칼로리를 태우는데 필수적인 요소다. 몸속에 물이 부족하면 신진대사가 느려지면서 체중 감량 속도 역시 느려진다. 성인 기준 하루에 물 7~8잔을 마시는 게 좋으며 식사, 간식 섭취 후에는 반드시 물을 한 잔씩 마셔야 한다.

너무 적게 먹어도 신진대사를 떨어뜨려 살을 찌울 수 있다?

나이가 들면 신진대사가 느려져 살이 찌기 쉽다. 연구에 따르면 여성들은 성인이 된 이후 매년 평균 0.7kg씩 체중이 증가한다. 불규칙한 호르몬, 근육 손실, 스트레스 등을 조절하지 않으면 50대에 대략 20kg의 체중이 불어나 있게 된다는 것이다.

여성의 경우 체중 감량을 하는 동안 최소 1,200칼로리는 섭취해야 한다. 3, 4시간 마다 식사를 하고 식사 중간에 30~50cal 이내로 간식을 먹으면 배가 고프지 않아 과식을 피할 수 있을 뿐 아니라 신진대사도 떨어지지 않게 된다.

섬유질 섭취가 적다?

흰 밀가루를 통곡밀로 바꾸고 하얀 쌀밥을 잡곡밥으로 대체하면 섬유질 섭취량 이 늘어나 신진대사가 향상된다. 섬유질 섭취가 많은 사람들이 그렇지 않은 사 람들보다 체중이 천천히 증가한다는 연구 결과도 있다. 매일 과일과 채소를 통 해 섬유질을 섭취하는 것 역시 중요하다.

단백질, 철분이 부족하다?

우리 몸은 적당한 근육을 유지해야 체력을 보존하고 지방을 태울 수 있다. 단백 질은 근육을 생성하는데 필요한 영양소이고, 철분은 근육에 산소를 운반해 지방 을 태우는 영양소다. 특히 여성들은 매달 월경 때마다 철분을 손실하게 되므로 손실된 양을 채워야 신진대사가 떨어지는 것을 예방할 수 있다.

식단보다 운동에 치중한다?

체중 감량의 80%는 먹는 것에 달려 있고, 나머지 20%는 운동에 달려 있다. 아무 리 오랫동안 운동을 해도 고칼로리 식단을 유지하면 체중을 감량할 수 없다. 섭 취하는 칼로리보다 더 많은 칼로리를 소모해야 한다. 다이어트 중인 사람들이 간과하는 것은 하루 동안 소모하는 칼로리의 일부만이 운동에서 나온다는 것이 다.

기적의 비만치료제
위고비에 대한 11가지
궁금증

비만치료제 위고비에 대한 11가지 궁금증

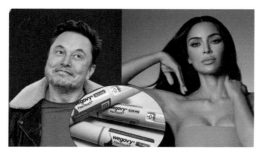

힘든 운동과 식단 조절 없이도 주사 한 방 살을 뺄 수 있다는 기적의 비만치료제 위고비가 최근 국내에 상륙하면서 작용 원리와 부작용에 관해 관심이 커지고 있다.

위고비(세마글루타이드)는 테슬라의 CEO인 일론 머스크와 유명방송인 오프라 윈프리가 사용해 효과를 본 것으로 알려진 약이다. 말 한마디와 행동 하나하나가 모두 화제가 되는 그가 최근에 14kg을 감량하며 날렵한 모습으로 등장하며 또다시 전 세계인의 주목을 받고있는 일론 머스크는 14kg 감량 비결에 대해 단식과 위고비(Fasting and Wegovy)라고 밝혔다. 화제의 중심 한가운데 있는 위고비는 단순한 다이어트약이 아니라 전문 처방이 필요한 전문의약품이라고 한다.

위고비는 대체 어떤 약인가?

우리 몸에서 분비되는 호르몬 중에 GLP-1(글루카곤 유사 펩타이드)은 음식을 먹을 때 분비된다. 뇌에 배가 부르다고 알려주는 포만감 신호를 보내거나, 위가 음식을 너무 빨리 비우지 않도록 위의 운동을 조절하거나, 혈당 수준에 따라 혈당을 낮추는 인슐린 분비를 돕는 역할을 한다.

위고비는 이 호르몬을 본떠서 만든 치료제로 주사형대로 된 이 약을 주사할 시 포만감 및 팽만감을 증가시켜 식욕을 감소시키는 동시에 배고픔과 음식 섭취를 줄인다. 기존의 비만치료제인 삭센다(리라글루타이드)와 비슷한 방식으로 작동하는 치료제다. 다만 출시된 삭센다와도 효과와 편리성 측면에서 큰 차이를 보였다. 삭센다는 1일 1회 주사하는 반면에 위고비는 주 1회 주사한다.

위고비가 다른 비만 치료와 다른 점은?

GLP-1은 단기간 효과를 볼 수 있는 다이어트 주사의 핵심 성분이다. 그러나 다이어트 주사는 천연 GLP-1이 아닌 GLP-1 유도체로 사람에 따라 구역, 구토와 같은 위장관 부작용이 있을 수 있으며 중단 시 요요현상이 발생할 수 있다. 지난해 대한비만학회 춘계학술대회에서 발표된 연구에 따르면 삭센다는 6개월 후 약 5.9%의 체중감량 효과를 보였다. 반면 위고비는 국제학술지 영국의학저널(The New England Journal of Medicine)에 실린 연구에 따르면 68주 후 체중이 14.9% 감소했다.

위고비는 여러 임상시험에서 검증된 체중감량 효과에 더불어 심혈관질환과 지방간의 치료에도 효과가 있는 멀티플레이어이다. 10여 년 전 열풍이 불었던 1세대 GLP-1 호르몬 주사제인 삭센다는 매일 맞는 주사제 형태였다. 반면 위고비는 주 1회 맞는 주사로 더욱 편리하며, 삭센다와의 비교 임상시험에서 5% 이상 감량한 환자 수는 3배, 20% 이상 감량한 환자 수는 5배가량 많았다.

위고비는 얼마나 빠지나?

일단 비만 치료 주사는 식욕을 덜 느끼게 만들어 주어 살이 찌는 것을 막는 효과를 가지고 있다. 체내에서 GLP-1과 유사하게 작용하면서 배고픈 느낌은 줄여주고 포만감을 유지해 주어 음식 섭취를 줄이는 효과를 발휘한다. 다른 비만치료제에 비해 부작용이나 효과에 대한 걱정이 적다. 임상 연구에서 9~15% 체중을 감량해 주는 효과가 증명되었고 혈압 감소, 중성지방 개선 등 다른 효과까지 확인되었다.

위고비는 기존 비만약들에 비해 월등한 효과를 보인다. 아시아인을 기준으로 했을 때 1년 사용 후 평균 12~13%의 감량을 보였다. 전 세계인 연구에서는 참여자의 절반가량이 15% 이상 감량에 성공했고, 심지어 30~40% 감량에 성공한 경우도 있었다. 더 불어 허리둘레, 혈압, 혈당, 콜레스테롤, 중성지방 또한 함께 개선되었다.

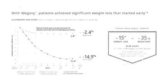

위고비는 식이조절과 운동을 병행하지 않아도 빠질까?

위고비는 마법의 약이 아니다. 체중감량 효과가 나타난 연구들 모두 식사조절과 운동 관리를 병행하여 이루어졌다. 노력하지 않고 저절로 살이 빠질 순 없다는 뜻이다. 하지만, 목표로 하는 체중감량에 도움이 되어준다는 사실은 확실하다. 물론 중단하면 다시 요요현상이 올 수 있다. 아시아인 기준평균 1년에 12~13%의 효과인 것은 예를 들면 80kg이 70kg으로 변한 것이다. 한 달 만에 10kg 책임감량은 미미하다고 느낄 수도 있지만 사실 엄청난 변화이다.

위고비의 국내 처방 허가 기준은?

위고비를 처방받기 위해서는 전문의의 진료와 상담은 물론, 처방 기준(초기 BMI가 30kg/m² 이상인 비만 환자 또는 한 가지 이상 체중 관련 동반 질환이 있으면서 초기 BMI가 27kg/m² 이상 30kg/m² 미만이어야 한다. 하지만 일부 소비자들은 몸무게를 허위

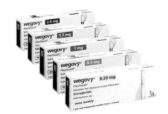

로 입력하는 방법 등을 통해 정상체중인 사람도 미용 목적으로 위고비를 구매하고 있다.

위고비를 사용해서 체중을 감소시키는 경우 지방만 빠지는 것이 아니라 근육도 함께 빠지기에 유의해야 한다. 한 연구에 따르면 위고비로 감량된 체중의 40%가 근육인 것으로 나타났다. 근육량이 적거나 근육이 필요한 사람, 특히 고령층은 위고비 사용에 있어 해외에서는 위고비에 대한 다양한 부작용 사례가 나타나고 있다.

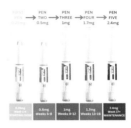

급성췌장염이나 담낭질환(담낭 및 담관 문제, 담석증, 담낭염) 위험도를 높인다는 우려가 있다. 이외에도 가족 중 갑상선 수질암이 있으면 암 위험도가 높아질 수 있다. 당뇨병성 망막병증을 악화시킬 수 있다는 보고도 있다. 최근에는 눈의 뇌졸중이라고 알려진, 비교적 희귀한 질환인 비동맥성 전방허혈성 시신경병증의 위험을 증가시킬 수 있다는 연구도 발표됐다.

이외에도 아이슬란드에서는 위고비가 자살, 자해 충동을 불러일으킨다는 우려가 제기됐으며, 이탈리아 베로나대학교 연구팀은 위고비가 자살 충동을 불러일으킬 수 있다는 연구 논문을 발표했다.

위고비는 언제 사용하는 것이 좋을까?

일론 머스크가 4주 만에 14kg 감량에 성공한 비결로 잘 알려진 것은 위고비 GLP-1 유사체 주사다. 글로벌 다이어트 핫트렌드로 자리매김한 GLP-1은 체내에서 생성되며 음식 섭취 후 10~15분 이후부터 장에서 분비되기 시작한다. 장의 호르몬은 뇌, 위, 간, 신장 췌장 등 다양한 기관에 작용하는데 위에서는 위장 운동을 억제해 포만감을 유지하게 시키고 뇌에서는 식욕 중추를 자극해 식욕을 억제하는 데 도움을 준다.

위고비의 부작용은 없나?

부작용이 없는 약은 존재하지 않는다. 중요한 것은 얼마나 중한지와 얼마나 흔한 부작용인가이다. 위고비의 용량을 점진적으로 증량하는 이유가 바로 아래 나오는 부작용을 최소화하기 위한 전략이다.

1)매우 흔한 부작용(발생빈도:10% 이상)소화기계 증상으로 구역, 구토, 설사, 변비, 복통 등이 흔하다.

2)비교적 흔한 부작용(발생빈도:1% 이상 10% 미만)두통과 어지러움이 나타날 수 있으며 전신 피로와 무기력이 보고 되었다.

3)주사 부위 반응으로 발적, 통증, 가려움 등이 발생할 수 있다.드문 부작용(발생빈도0.1% 이상 1% 미만)췌장염으로 심한 복통과 구토를 동반하는 급성췌장염 사례가 보고 되었다.담석증으로 우상복부통증, 발열, 황달 등의 증상이 나타날 수 있다. 또 탈모 현상이 드물게 발생할 수 있다.

위고비, 주사제를 혼자 맞을 수 있나?

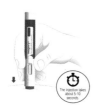

위고비는 주 1회 셀프로 맞는 주사제이다. 초기 저용량으로 시작하여 4주 간격으로 증량하며, 16주에 걸쳐 유지용량인 2.4mg에 도달한다. 이는 위장관계 부작용을 최소화하기 위한 조치이다. 처방을 받으면 약국에서 자가 주사법이 잘 나와 있는 교육자료를 제공받을 수 있다.일주일에 한 번 주사하는 용량을 알아보면1~4주차 : 0.25mg5~8주차 : 0.5mg9~12주차 : 1.0mg13~16주차 : 1.7mg17주차 : 2.4mg(유지용량)

팔뚝 살이 고민인데 위고비를 팔뚝에 맞아도 될까?

절대로 안 되는 이유는 위고비는 비만 치료 주사제이다 보니 자칫 체지방을 녹이는 것으로 잘못 알고 본인이 살 빼고 싶은 특정 부위인 팔뚝 등에 1회 이상 맞는 경우가 있다. 위고비는 주사 부위의 지방을 분해하는 것이 아니고 식욕 억제와 포만감 유지를 통해 살을 빼주는 것으로 복부, 허벅지 앞쪽, 윗팔 중 선택해서 맞아야 한다. 또한 정해진 용량과 용법을 잘 지켜야 한다.

위고비의 비용은 얼마나 들까?

위고비는 비급여 제품이기 때문에 정해진 가격대가 없어 병의원과 약국에서 설정하는 가격의 범위가 다양하다. 병원이나 약국에 공급되는 위고비의 가격은 한 펜(4주 분량) 당 37만 2,025원으로 책정됐다. 하지만 유통사 마진과 세금, 진료비 등이 더해지는 소비자가는 약 50만~80만 원에 형성된 것으로 나타났다. 전문가들은 위고비를 처방받을 때 가격을 우선순위로 생각하기보다는 진료, 검사 여부 등 의료환경을 고려하는 것이 좋다고 조언했다. 위고비는 전문약이라 병원 처방이 반드시 필요하다. 비만 진료는 비급여로 진찰료가 상당히 높다. 현재 국내에서는 진찰료 포함 월 60~80만 원 대로 진료비가 형성되어 있다. 제대로 효과를 보려면 최소 1년 이상을 권장하므로 연 5백만 원 넘는 비용이 예상된다. 기본적으로 식이조절과 운동만으로 조절이 안되는 비만환자들이 시도할 것을 권장한다.

위고비, 급격한 체중감량은 얼굴 처짐 유발할까?

위고비는 체중감량이 반드시 필요한 비만 환자를 대상으로 한다. 위고비는 뛰어난 체중감량 효과가 있어 정확한 처방과 적합성을 확인하기 위해 반드시 의료진과의 사전 상담이 필요하다. 위고비는 체중감량 효과가 뛰어난 만큼 부작용을 최소화하기 위해 점진적으로 복용량을 늘리는 방식을 추천한다. 복용 초기에는 메스꺼움, 소화불량 등 부작용이 나타날 수 있어 의료진의 지시에 따라 용량을 단계적으로 조절해야 한다. 또 약물의 체중감량 효과가 일시적이지 않으려면 장기적인 생활습관 개선이 매우 중요하며, 위고비의 효과를 극대화하려면 건강한 식단과 규칙적인 운동을 병행하는 것이 필수적이며 특히, 빠른 체중감량은 피부 처짐이나 근육 손실을 유발할 수 있어 목표 체중을 설정하되, 한 달에 5~10% 이상의 감량을 넘지 않도록 의료진과 충분히 상의하는 것이 좋다. 체중감량 후 많은 사람이 가장 우려하는 부작용은 바로 피부 처짐이다. 지방이 빠져나간 자리가 축 늘어지며 마치 바람 빠진 풍선처럼 피부가 처지는 현상이 나타나기 쉬운데, 특히 지방량이 적은 얼굴 부위에서 두드러지며, 원래 나이보다 더 늙어 보이게 만드는 주요 원인이 되기도 한다. 이 같은 현상은 약물 다이어트뿐만 아니라 유산소 운동 등을 통해 급격히 체중 감량을 한 경우에도 공통적으로 발생하는 문제다. 이러한 부작용은 해외에서도 화제가 되어 오젬픽 페이스(OzempicFace), 위고비 페이스(WegovyFace)라는 신조어까지 등장했다. 미국의 방송인 스콧 디식(ScottDisick), 영국의 방송인 샤론 오스본(SharonOsbourne) 등 유명 인사들도 체중 감량 후 피부처짐으로 고민한 것으로 전해지기도 했다.

Chapter

04

우리가 몰랐던
뱃살 빼는데 효과적으로 판
명된 식품
22

낮은 칼로리와 저당질인
피망

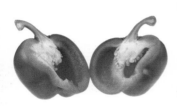

많은 영양소를 함유하고 있어 몸에 좋은 이미지가 있는 피망은 칼로리와 당질도 낮기 때문에 다이어트에 적합하다고도 하다.

피망의 100g당 칼로리와 당질량은 칼로리 22kcal, 당질량, 2.8g으로 피망 한 개당 (약 26g)을 적용하면 칼로리는 5.7kcal, 당질량은 0.7g 정도이다.

피망은 가지와 거의 동등한 저칼로리이며 저당질 재료로 수치가 낮아서 뱃살(복부지방) 빼는 식재료로 다이어트에 아주 적합하다는 것을 알 수가 있다.

피망은 항산화 작용이 강한 비타민A · E · C가 풍부하다. 녹색 피망은 베타카로틴이 풍부하고 빨간 파프리카는 캡산틴, 노란 파프리카는 루테인과 제아크산틴, 파이토케미컬 등을 풍부하게 함유하고 있다. 캡산틴은 활성화산소를 제거하는 강력한 항산화작용으로 항암효과, 노화방지, 심혈관질환 등을 예방해준다. 루테인은 우리의 눈 건강을 지켜준다. 파이토케미컬 역시 항산화작용이 강하기 때문에 세포의 노화와 치매를 예방해주기도 한다.

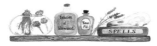

고추잡채요리

피망 3~4개 양파 1개 버섯류(없으면 생략) 돼지고기 100g 다진 마늘, 간장, 소금 고추기름, 꽃빵

●조리순서|Steps●

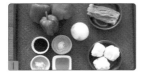

재료를 준비한다.

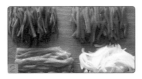

피망, 양파는 1~2mm 두께로 썰고 돼지고기는 2~3mm로 채 썬다.

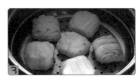

꽃빵을 미리 앉혀둔다. 약 10분 정도 찐다.

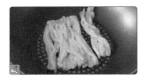

채 썬 돼지고기를 프라이팬에 고기를 볶는다.

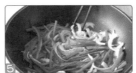

양파를 넣고 몇 번 저은 후, 나머지 피망 등을 넣고 볶는다. 돼지고기를 팬에 넣고 반쯤 익을 무렵, 마늘을 넣고 살짝 볶는다.

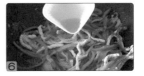

고추기름을 사용안할 것이면 간장 2/3숟갈을 이때 넣는다.

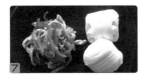

그릇에 담아내면 된다.

포만감을 주면서 영양을 공급하는
파프리카

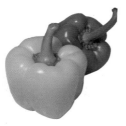

파프리카는 다이어트에 도움이 되는 식품 중 하나이다. 파프리카는 저칼로리이면서 식이섬유, 비타민 C, 카로티노이드 등 다양한 영양소를 함유하고 있어, 포만감을 주면서 영양을 공급할 수 있다.

파프리카는 뱃살(복부지방) 빼는 식재료와 다이어트에 도움이 되는 좋은 식재료이다. 파프리카는 낮은 칼로리, 풍부한 비타민 C와 항산화 물질, 식이섬유를 함유하고 있어서 이러한 성분들은 건강한 다이어트를 지원하고 면역 체계를 강화하는 데에 도움이 된다.

파프리카를 다양한 요리에 활용해 보자. 샐러드, 볶음 요리, 스크램블 에그, 구워서 곁들인 요리 등 다양한 방법으로 파프리카를 즐길 수 있다. 이렇게 하면 뱃살(복부지방)과 다이어트 중에도 다양한 영양소를 섭취할 수 있고 지루하지 않게 식단을 관리할 수 있다.

파프리카 100g에는 탄수화물이 약 6g이 들어있으며, 20칼로리의 열량을 가지고 있다. 그리고 비타민 A가 풍부하고 비타민 C가 370mg 이상을 함유하고 있다.

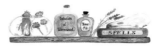

파프리카로 만드는 해독 주스

●준비할 재료 ●

파프리카 100g, 당근 50g, 브로콜린 50g, 양배추 50g, 토마토 50g, 꿀 1작은술, 물 300cc

●조리순서 Steps ●

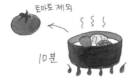

토마토 제외

10분

1 토마토를 제외한 재료를 냄비에 넣고 10분을 삶는다.

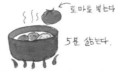

토마토 볶는다

5분 삶는다.

2 끓으면 토마토를 넣고 5분 더 삶는다.
3 완전히 식힌다.

믹서에
넣어
곱게 간다

4 삶은 재료를 믹서에 넣어 곱게 간다.

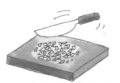

5 깨끗이 씻은 파프리카를 잘게 썬다.

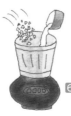

6 모두 믹서에 넣고 다시 곱게 갈아 마시면 된다.

영양이 풍부하고 칼로리는 낮은
브로콜리

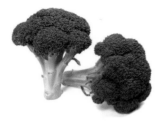

브로콜리는 타임지 선정 세계 10대 슈퍼 푸드로 선정될 정도로 매우 영양이 풍부하고 칼로리는 낮은 음식이다. 브로콜리 100g에는 탄수화물이 약 8g 들어있고, 31kcal의 열량을 가지고 있다. 섬유질을 많이 함유하고 있어 포만감에 좋은 다이어트 음식이다.

브로콜리는 100g에 37kcal로 저칼로리이기 때문에 다이어트 중인 사람들이 흔히 건강한 이미지를 가지고 있는 브로콜리를 선호하는 것이다. 또한 브로콜리100g 를 먹으면 포만감을 얻을 수 있고 저칼로리이면서도 채소 중에서는 단백질 함량이 많기 때문이다.

특히 근육을 키우면서 지방을 줄이고 싶은 분들에게 브로콜리는 인기 있는 재료이며 또한 브로콜리는 비타민, 미네랄, 식이섬유 등을 포함하므로 다이어트 중 영양 공급에 적합하기도 하다. 다이어트 중 브로콜리를 먹을 경우에는 고단백질 식재료와 함께 먹는 것이 좋다.

브로콜리는 비타민 C와 K가 높고 인슐린 저항성을 줄이고 암 예방에 도움이 될 수 있다.

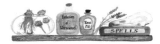

브로콜리샐러드

●준비할 재료 ●

브로콜리 300g, 양파 1/2개, 베이컨 4장, 피클드레싱

● 조리순서 Steps ●

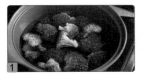

1. 브로콜리는 먹기 좋은 크기로 자르고 소금물에 살짝 데친다.

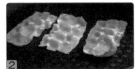

2. 베이컨은 바짝 굽는다.

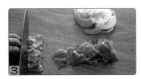

3. 양파는 얇게 썰고 베이컨은 기름기를 빼낸 후 3cm 길이로 자른다.

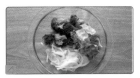

4. 브로콜리와 양파, 구은 베이컨을 볼에 담는다.

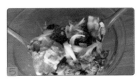

5. 피클드레싱에 버무린다.

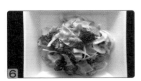

6. 그릇에 담아 먹으면 된다.

Tips 좋아하는 드레싱으로 바꾸어도 좋다.

섬유질은 풍부해 적은 양으로도 포만감이 드는
아스파라거스

아스파라거스 100g에는 탄수화물이 3.1g이 들어 있는 저탄수화물 식재료이다. 섬유질이 풍부하고 비타민 A, C 및 K의 좋은 공급원이기도 하다.

우리나라에서는 흔하지 않던 재료로 최근 들어 레스토랑에서 스테이크 짝꿍으로 많이 보이는 아스파라거스는 이미 서양에서는 한국의 마늘, 대파처럼 자주 즐겨먹는 채소라고 한다.

아스파라거스는 100g에 10~15kcal 정도로 매우 저열량 식품이며 섬유질은 풍부해 적은 양으로도 포만감이 커서 식욕 억제 효과를 볼 수 있다. 또한, 장운동을 원활하게 해주며 배변과 노폐물을 배출시키는 효과로 인해 변비 개선에 좋다.

눈 건강에 좋다고 알려진 비타민A와 루테인, 미네랄 등 성분이 풍부하게 들어 있고 눈의 피로를 덜어주고 노화로 인한 시력 감소를 예방할 수 있다. 아스파라거스에는 인슐린과 닮은 작용을 하는 성분이 들어있어 혈당 상승을 완화시키며 췌장의 세포 기능을 향상과 인슐린 분비를 촉진시켜 제2형 당뇨병 예방에 도움이 도기도 한다.

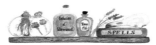

아스파라거스샐러드

아스파라거스 15개,
방울토마토 15개,
마늘 15톨

[양념재료]
올리브오일 1큰술,
소금 1꼬집

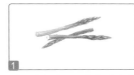

1

이스파라거스는 아래 질긴 부분을 2~3cm 제거한다.
줄기 표면의 껍질을 필러로 살짝 벗겨 질긴 식감을 제거한다.

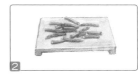

2

흐르는 물로 씻고 키친타올로 물기 제거한 후 어슷하게 3등분 한다.

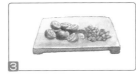

3

마늘, 방울토마토는 2등분 한다.

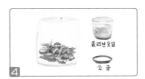

4

일회용봉지에 준비된 재료 모두 담고 올리브오일(1큰술), 소금(한 꼬집)넣고 주물주물 해준다.

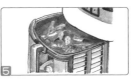

5

에어프라이어 용기에 종이호일 깔고 담아준다.

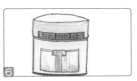

6

예열없이 바로 180도 7~8분 정도 돌려주면 완성이다.

버섯은 다이어트에 좋은 식재료
버섯류

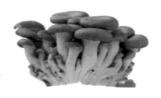

버섯은 다이어트에 좋은 식재료이다. 버섯은 많이 먹어도 체중이 증가하지 않은 칼로리 낮은 음식 중 하나이다. 느타리버섯 기준으로 100g에는 약 6g의 탄수화물이 있다. 그리고 버섯은 강력한 항상화제 성분을 가지고 있으며 대사 증후군 환자의 염증을 줄이는데 도움이 된다. 저 칼로리로 건강한 영양소를 많이 포함하고 있어 다이어트 식단에 적합하며 식이섬유, 단백질, 비타민B, 칼슘 등의 영양소를 함유하고 있어 건강에도 도움이 된다. 따라서 뱃살을 뺄때는 버섯을 자주 섭취하는 것이 좋다.

우리 신체가 유해물질을 체외로 배출시키는 비율은 대변으로 70~80%, 소변으로 20~25%, 땀, 머리카락, 손발톱 등에서 5%라고 한다. 이처럼 대변은 디톡스의 가장 중요한 역할을 맡고 있는 것이다. 따라서 변비개선에 많은 효과를 볼 수 있는 식품이 바로 버섯인데, 버섯에는 불용성 식이섬유가 풍부하게 함유되어 있다. 식이섬유는 물에 녹지 않기 때문에 섭취 후에도 장에서 수분이 걸러져 부피가 늘어나면서 연동운동이 원활해져 변비가 해결된다.

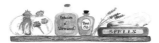

팽이버섯볶음

● 준비할 재료 ●

[재료] 팽이버섯 1봉, 돼지고기 조금, 파 조금, 생강 조금
[양념재료] 참기름 1큰술, 소금 1작은술, 갈은깨 1큰술

● 조리순서Steps ●

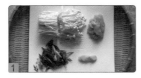

재료를 준비해서

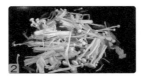

팽이버섯은 먹기 좋게 뜯어주고 파와 생강은 채썰어준다.

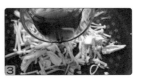

팬에 참기름1, 소금1작은술넣고 잘 섞어 주어주고 팬이 달궈지면

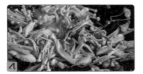

준비한 버섯과 야채를 넣고 볶는다.

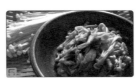

금방 볶아진다.
접시에 올려놓고 먹으면 된다.

소화력 약한 사람에게 좋은 저칼로리 식품

애호박

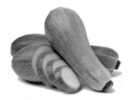

호박은 100g 열량이 38kcal로 저칼로리 식품에 속하지만 식이섬유소가 풍부해 포만감 유지, 다이어트에 도움이 된다. 애호박 100g에는 5g의 탄수화물이 들어 있으며, 비타민 C의 좋은 공급원이다.

애호박은 저칼로리이면서 식이섬유가 풍부하여 포만감을 주고 소화를 도와주며 또한, 애호박에는 물이 많이 함유되어 있어 탈수 예방에도 도움을 주기도 한다. 애호박에는 식이섬유가 풍부하게 포함되어 있어 변비 예방과 소화를 원활하게 도와준다.

애호박에는 베타카로틴이 풍부하게 함유되어 있어 항산화 작용을 하여 세포 손상을 예방하고 면역력을 강화시키며 애호박에는 비타민 A가 풍부하게 함유되어 있어 눈 건강에 도움을 주고 비타민 A는 시력을 개선하고 안구 건강을 유지하는 데 중요한 역할을 한다. 칼륨이 풍부하게 함유되어 있어 혈압을 조절하는 데 도움을 준다.

나이 들면 소화액도 줄어든다. 애호박은 소화흡수가 잘 되기 때문에 소화력이 약한 중년, 노년이나 위궤양 환자도 쉽게 먹을 수 있다. 소화가 안 되고 입맛이 없을 때 영양식으로 먹으면 좋다.

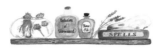

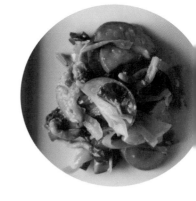

애호박버섯볶음

●준비할 재료 ●

애호박 1/2개
양파 1/2개
느타리버섯 1줌,
식용유

[양념재료]
들기름 1/2큰술
다진마늘 1큰술
간장 1큰술
소금 약간
참깨 약간

●조리순서Steps ●

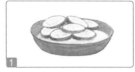

1

호박은 소금을 살짝 넣고 물기가 생길 때까지 절여준다.

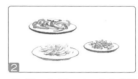

2

양파는 채 썰고, 느타리버섯은 잘게 찢어주고 고추는 송송 썰어 준비한다.

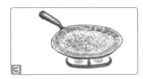

3

약한 불로 달군 팬에 식용유 1큰술, 들기름 반 큰술을 넣고 다진 마늘을 넣어 향을 내준다.

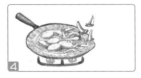

4

절인 애호박과 양파를 볶아준다. 호박이 익어갈 때쯤 버섯을 넣고 볶아준다.

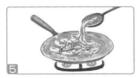

5

버섯의 숨이 죽기 시작하면 고추, 간장 1큰술을 넣어 간이 배도록 볶아준다.

⑥ 마무리로 깨를 넣어주면 완성된다.

식욕 억제에 도움을 주는
시금치

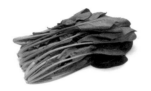

시금치는 대표적인 녹황색 채소로 유명하며, 건강에 매우 좋은 저탄수화물 음식이다. 연구에 의하면 시금치는 심장 건강을 지켜주며, 백내장과 황반변성 같은 안과 질환의 위험을 낮춰주는 것으로 나타났다.

시금치는 100g 기준으로 탄수화물이 약 4g 정도 들어있다. 조리 된 시금치 1 컵 (180g)에는 비타민 K에 대해 RDI(비타민·미네랄 1일 필요 섭취량)의 10배 이상이 들어있다.

시금치에는 100g당 23kcal로 열량이 낮고 각종 비타민과 미네랄 성분이 풍부하여 다이어트나 체중조절에 도움이 된다. 특히 시금치의 틸라코이드라는 엽록소 성분은 식욕 억제에 도움을 주며, 콜레사이스토키닌 성분은 뇌 신경에 포만감을 느끼게 하여 식욕 억제에 도움을 주기도 한다.

시금치에 함유된 식이섬유가 장 연동운동을 촉진하고 장내 유해물질의 배출을 도와줌으로써 장 기능 증진에 도움이 된다. 또한 시금치의 사포닌, 마그네슘 성분은 변비 완화에 효과적이며, 데친 시금치는 베타카로틴의 체내 흡수율을 높여 변비 증상을 개선하는데 도움이 된다.

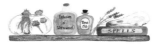

시금치된장국

● 준비할 재료 ●

시금치 반단, 조개 10개 정도, 된장3큰술, 파1줄기, 물, 다진마늘 1큰술, 간장, 고춧가루

● 조리순서Steps ●

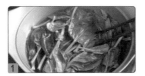

시금치는 끓는 물에 30초만 데친다.(그 다음에 빼서 접시에 놓아둔다)

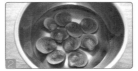

조개는 진한 소금물에 넣어놔서 모래를 토하게 하시고 조갯살만 샀다면 깨끗하게 씻어준다.

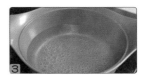

파는 쪽파로 사고, 깨끗이 씻어서 어슷어슷하게 썰어 놓고 냄비에 물을 자작하게 붓고 물을 끓인다.

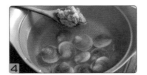

물이 끓기 시작하면 조갯살을 넣고 약 30초간을 끓인 후 된장을 풀어주고 마늘을 넣어준다.

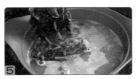

마늘이 익으면 시금치를 넣는다.

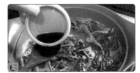

시금치가 익을 때까지 조금 더 끓인 뒤 국간장으로 간을 봐 준다.

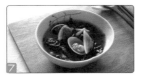

고춧가루를 한 큰술 넣어서 다시 한 번 살짝 끓이면 완성된다.

항산화작용이 강력한 글루타티온이 풍부한
아보카도

아보카도는 일반적인 과일과 다르게 독특한 특성을 가지고 있다. 아보카도는 특이하게 지방이 매우 많으며, 소화 가능한 탄수화물이 거의 없다. 아보카도 100g에는 탄수화물이 6g이 들어있고, 지방이 무려 약 20g 가까이 된다. 하지만, 아보카도의 지방은 건강에 매우 좋은 단일 불포화 지방의 한 종류인 올레산이 풍부하다. 연구에 의하면 아보카도의 지방은 LDL 콜레스테롤과 트리글리세리드 수치를 낮추는 데 도움이 될 수 있다. 그리고 아보카도는 비타민 C, 엽산 및 칼륨의 좋은 공급원이기 때문이다.

아보카도는 지방 때문에 칼로리가 높은 음식이지만 다이어트 체중 감량에 도움이 되는 과일로 알려져 있다. 아보카도를 조금만 먹어도 포만감이 높아 다음 식사량을 줄일 수 있어 다이어트 음식으로 인기가 좋다.

아보카도의 최고 매력은 글루타티온이라는 영양소가 풍부하게 함유되어 있다는 것이다. 글루타티온은 3개의 아미노산이 결합되면서 만들어진 물질로 강력한 항산화작용을 한다.

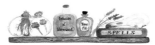

아보카도 브로콜리 샐러드

●준비할 재료●

브로콜리 5컵 (500g)
잘 익은 아보카도 1개
디종 머스터드 2숟갈 (40g)
육두구 3숟갈 (30g)
소금 1숟갈 (15g)
잘게 다진 파슬리 2줄
올리브 오일 2숟갈 (30ml)
레몬즙 3숟갈 (45ml)

●조리순서 Steps●

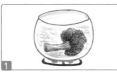

1
줄기를 포함한 브로콜리를 씻은 뒤 5분간 찐다. 본연의 녹색이 사라지지 않도록 주의해야 한다. 이 과정이 이번 레시피의 중요한 부분이다.

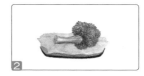

2
브로콜리를 찐 다음 따로 보관해 두면서 식힌다.

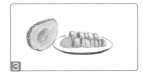

3
브로콜리를 식히는 동안 아보카도의 껍질을 벗기고 깍둑썰기를 한다. 얇은 접시나 샐러드 그릇에 담아 준다.

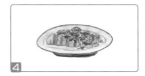

4
아보카도에 간을 하기 위해 파슬리, 소금, 흑후추를 넣고 약간의 올리브 오일을 뿌린다. 그릇에 따뜻한 브로콜리를 넣고 잘 섞어 준다.

Tips

아보카도에 함유되어 있는 엽산은 아미노산의 일종인 호모시스테인 수치를 낮춰 뇌신경 손상 위험과 우울증 위험을 억제해주고 치매도 예방해준다.

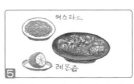

5
드레싱으로 머스터드와 소량의 레몬즙을 뿌리는 것으로 마무리한다.

저칼로리 야채인
콜리플라워

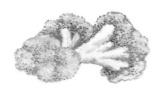

콜리플라워는 브로콜리와 비슷하지만, 전혀 다른 식재료이다. 콜리플라워는 꽃양배추라고 불리기도 하며, 중 하나이다. 열량은 100g당 27Kcal이며 맛이 순하며, 감자, 쌀 및 기타 탄수화물 음식 대체로 사용되기도 한다. 콜리플라워 100g에는 5g의 탄수화물이 들어 있으며, 비타민 C가 매우 풍부하다. 또한 콜리플라워에 풍부한 비타민과 항산화제는 심장병과 암을 예방하는 데 도움이 될 수 있다.

무엇보다도 콜리플라워는 저칼로리 야채이므로 체중을 감량하거나 건강한 체중을 유지하려는 사람들에게 아주 좋은 선택이다. 섬유질이 풍부하여 소화를 돕고 장기간 포만감을 느끼도록 도와주기 때문이다. 따라서 식욕을 억제하고 불필요한 간식을 피하고 싶다면 콜리플라워가 훌륭한 다이어트나 뱃살 빼는 데는 좋은 식재료가 될 수 있다.

모양이 비슷해 간혹 브로콜리와 혼동하기도 하는 콜리플라워는 꽃양배추라고도 불리며, 비타민 C와 식이섬유 등이 풍부하고 항암 효과가 뛰어나 슈퍼 푸드 중 하나로 꼽히고 있다.

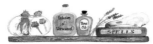

콜리플라워 감자볶음

●준비할 재료 ●

콜리플라워 200g, 감자 1개, 양파 50g, 파슬리 약간
[양념재료] 소금 1/3티스푼;, 후추 약간, 깨 약간

●조리순서Steps ●

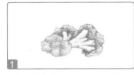

1
콜리플라워를 고를 때는 꽃봉
오리가 크고 깨끗하며 모양이
둥글고 밀도가 조밀한 것이
좋다.

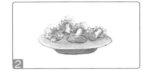

2
콜리플라워는 먹기 좋은 크기
로 잘라 깨끗이 씻어 물기를
뺀다.

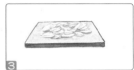

3
양파는 나박나박 썬다.

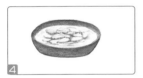

4
감자는 껍질을 벗겨 나박나박
썰어 찬물에 5분 정도 담가 녹
말 기를 뺀다.

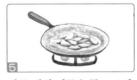

5
달군 팬에 기름을 두르고 감
자를 살짝 볶는다.

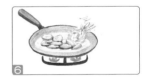

6
센 불에서 감자를 10초 정도
볶은 다음 양파를 넣고 볶는
다.

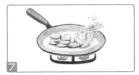

7
센 불에서 양파를 10초 정도
볶다가 콜리플라워를 넣고 볶
아준다.

8
감자가 노릇하게 익었을 때 소금으로 간을 맞추고 후추를
넣어 휘리릭 볶아 주면 된다.

100가지 독을 치유하는 천연 해독제
녹두

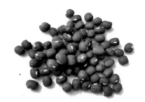

녹두는 예로부터 '100가지 독을 치유하는 천연 해독제'라고 불리는 녹두는 녹두는 체내 독성 물질을 배출시켜주는 효능이 뛰어난 식품이고 위에 좋은 찹쌀은 소화가 잘되고 녹두 때문에 발생하는 위장장애를 막아주기도 한다.

녹두 100g에는 탄수화물이 8g이 있으며, 섬유질이 풍부하다. 녹두는 저지방, 고단백 식품으로 알려져 있어 다이어트 식단에 적합하다. 다이어트 중 포만감을 느끼게 해주고, 영양소 공급을 도와 체중 감량에 도움을 줄 수 있다. 녹두는 식이섬유 함량이 높아 소화를 촉진시켜 주는 효과가 있다. 소화 문제를 개선하고 변비 예방에 도움을 주며 철분이 풍부하게 함유되어 있어 철분 결핍으로 인한 빈혈 예방에 도움을 줄 수 있다.

녹두는 단백질, 식이섬유, 비타민 B_1, 비타민 B_2, 비타민 C, 철분, 칼륨 등의 영양소를 다양하게 함유하고 있어 영양소 공급에 도움을 준다. 녹두는 흰콩, 검정콩, 렌틸콩과 같은 콩 종류 식물군의 일원이지만 녹두는 다른 콩 종류 식물보다 탄수화물 함량이 훨씬 적은 음식이다.

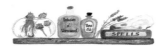

녹두죽

녹두 1컵
찹쌀 1컵
물 6컵

●조리순서 Steps ●

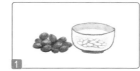

1

녹두와 찹쌀은 같은 비율로
물에 담궈 물에 뜨는 껍질은
버리고 (여러번 반복) 8시간 정
도 불려 둔다.

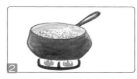

2

불려 두었던 녹두에 물 6컵 넣
고 강한 불에 끓여준다.
(녹두가 퍼져서 터질때까지 끓여
야 된다)

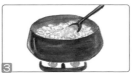

3

한번 끓어오르면 뚜껑을 열고
중약 불에서 30분 정도 눋지
않게 저어가며 끓여준다.

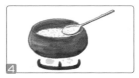

4

찹쌀이 익었다고 생각할 때
약불에서 10분정도 더 끓여 마
무리 한다.

식이섬유가 풍부해 노폐물 배출과 불면증 치료에도 효과적인
양상추

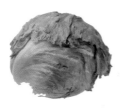

양상추의 칼로리는 100g 당 15kcal이다. 한 통 당 약 300~400g이니 그 한 통을 다 먹어도 칼로리는 약 60kcal인 것이다. 보통 한 끼에 한 통을 다 먹지 못하고 약 100g 정도만 먹기 때문에 굉장히 적은 칼로리를 가진 야채이다.

양상추 100g에는 탄수화물이 4g 들어 있고 색이 짙은 양상추는 비타민 A, C 및 K가 풍부하다. 그리고 양상추는 엽산을 많이 함유하고 있어 심장병 위험의 증가를 낮춰준다. 양상추는 90% 이상의 수분함량을 가지고 있으며 식이섬유가 풍부해 노폐물 배출과 100g당 13kcal로 포만감을 주어 다이어트에 도움이 된다.

양상추는 철분이 풍부하게 포함되어 피 생성을 돕고 빈혈에 효과적이고 양상추에 포함된 마그네슘은 신진대사를 활발하게 하도록 돕고 신경계와 폐조직 세포를 만드는데 큰 도움을 준다. 그리고 양상추의 락투신이란 성분은 불면증 치료에도 효과적인 것으로 유명하고 스트레스나 우울증, 두통 등에 양상추 즙이 도움을 준다.

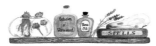

양상추 샐러드

●준비할 재료●

양상추 100g
방울토마토 8개
유자청매3큰술
식초 1큰술
레몬즙 1티스푼
소금 1꼬집
올리브 오일 1큰술

●조리순서Steps●

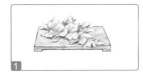

1 양상추는 씻어 손으로 뜯어 준다.

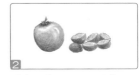

2 방울토마토는 2~4 등분으로 자른다.

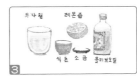

3 유자청, 식초, 소금, 레몬즙, 올리브오일을 사용하여 드레싱을 만든다.

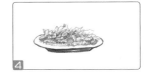

4 양상추와 자른 토마토를 넣고 양념장에 버무려 주면 완성된다. 유자청이 없으면 시중에 파는 다른 청을 넣으면 된다.

십자화과 채소 중 최고
케일

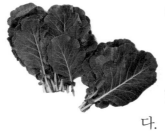

케일은 비타민 C가 풍부하고, 영양이 많은 음식 중 하나다. 케일은 혈압을 낮추는데 도움이 되고, 심장병, 제2형 당뇨병 및 기타 질병의 위험으로부터 예방해준다.

케일 100g에는 4g의 탄수화물이 들어있으며, 16칼로리의 열량을 가지고 있는 칼로리 낮아서 뱃살을 빼는데 아주 중요한 식재료이다. 물론 다이어트에도 효과적인 음식이다.

영양학자들이 슈퍼 푸드로 꼽는 식재료 중 빠지지 않는 것이 십자화과 채소류이다. 그중에서도 가장 자주 언급되는 채소들이 무, 배추, 브로콜리, 양배추 그리고 케일이다. 케일은 특유의 향과 쌉쌀한 맛, 거친 식감 때문에 꺼리는 사람이 적지 않다. 그럼에도 불구하고 면역력을 높이는 영양 성분들이 풍부하다고 알려지면서 암 환자들이 즐겨 찾는 채소로 인기를 끌기도 했다.

또, 케일에는 브로콜리의 2.5배, 샐러리의 10배에 달하는 비타민K를 함유하고 있는데, 이는 혈액 응고와 뼈 건강에 도움을 줘 혈액을 맑게 해주고 면역력을 높여주며 혈압을 낮춰줘 혈액순환을 원활하

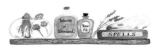

케일김치샐러드

●준비할 재료●

케일 1다발, 굵은소금 1줌
[김치샐러드양념]
고추장 1큰술, 고춧가루 3큰술, 식초 2+1/2큰술, 설탕 2큰술, 갈은 땅콩 3큰술, 까나리액젓 1큰술, 다진마늘 1+1/2큰술

●조리순서Steps●

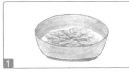

1 케일은 먹기 좋은 크기로 자른 후 소금에 약 30분 정도만 살짝 절여준다.

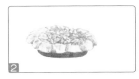

2 아주 살짝 절인 케일은 깨끗이 씻어 물기를 빼 준다.

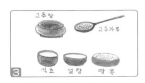

3 분량의 양념장을 만든다.

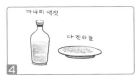

4 밑간은 거의 김치 양념이기 때문에 살짝 새콤 매콤하다.

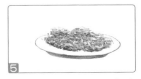

5 케일에 양념장을 넣고 잘 버무려준다.

6 케일김치샐러드가 완성이다.

쿠쿠르비타신 이라는 화합물을 함유하고 있는
오이

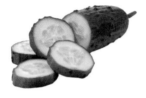

오이는 탄수화물 함량이 매우 적고, 수분이 풍부한 음식이다. 다른 음식에 비해서 비타민이나 미네랄이 별로 높지 않지만 쿠쿠르비타신 이라는 화합물을 함유하고 있어 건강에 유익한 영향을 준다.

오이에는 칼로리가 100g당 11kcal로 낮고 수분과 식이섬유도 풍부하여 다이어트에 도움이 된다. 식이섬유와 수분을 함유하고 있어 이는 장의 연동운동을 촉진시켜 장속의 유해물질과 숙변을 배출시키는데 도움을 주므로 변비는 물론 장건강에 도움을 주며, 플라보노이드와 이속케르시트린 그리고 칼륨 성분은 이뇨작용을 도와 몸속에 있는 노폐물과 독소의 배출을 도와주며 효과를 볼 수 있다.

오이는 항암효과에도 도움을 준다. 오이는 주로 칼로리가 낮아 다이어트에 좋은 과채류로 알고 있지만 오이속에는 큐커비타신 이란 성분을 함유하고 있어 이는 세포를 분열시키는 분자를 차단하고 억제시켜 주므로 각종 암을 예방하는데 도움이 된다.

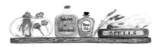

토마토 오이무침

●준비할 재료 ●

오이 1개
토마토 2개
양파 1개
노란 파프리카 1/2개

[양념재료]
깨소금 2큰술
식초 2큰술
설탕 1.5큰술
간장 1큰술
올리브오일 1큰술,
소금 1꼬집
후춧가루 1꼬집

●조리순서Steps ●

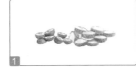

1

오이는 흐르는 물에 깨끗하게 씻으면서 잔가시를 제거하고 반으로 갈라 속을 파낸 후 1cm 간격으로 썬다.

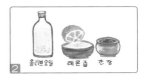

2

토마토는 꼭지를 제거하고 12등분 한다.

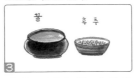

3

양파는 최대한 가늘게 채 썰고 노란 파프리카는 0.3cm 간격으로 썬다.

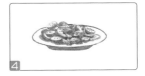

4

그다음 볼에 손질한 모든 재료와 양념을 넣고 골고루 섞으면 토마토 오이무침 완성이다.

과식을 억제하는 식이섬유가 많은
콩나물

콩나물 100g에는 2g의 탄수화물을 함유한 대표적인 저탄수화물 식재료이다. 체중감량 다이어트에 효과적이며, 섬유질이 풍부하여 포만감을 오래 지속시켜 준다. 칼로리)는 100g당 15kcal이고 지질은 1.3이다. 비교로 양배추 21kcal이고 당근은 35kcal 양파는 33kcal이다.

콩나물이 다이어트에 효과적인 이유는 과식을 억제하는 식이섬유가 콩나물에는 많다. 식이섬유는 물에 잘 녹지 않는 불용성 식이섬유와 녹기 쉬운 수용성 식이섬유가 있다. 그리고 콩나물에 많이 들어있는 것은 불용성 식이섬유이다. 불용성 식이섬유를 포함한 식재료는 잘 씹지 않으면 삼킬 수 없는 것이 많기 때문에 빨리 먹거나 과식을 방지할 수 있다. 또한 불용성 식이섬유는 장내에서 대변의 까칠함을 증가시키고 장벽을 자극하여 변통을 촉진하여 변비를 해소하고 장내 환경을 조성하면 다이어트에 효과적이다.

운동 피로 회복에 꼭 필요한 것이 아스파라긴산이다. 다이어트 중에는 운동이 필수이고 운동할 때 피로회복 효과를 기대하는 게 콩나물나물에 들어있는 아스파라긴산이다.

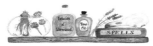

콩나물오이냉채

●준비할 재료●

콩나물 200g
오이 1개
양파 50g
맛살 3줄

[양념재료]
식초 3스푼
레몬즙 1스푼
연겨자 1/3스푼
설탕 3스푼
소금 2꼬집
국간장 1스푼
참기름 1스푼

●조리순서Steps●

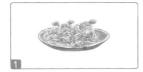

1 콩나물은 깨끗이 씻어 끓는 물에 소금 1스푼 넣어 1분정도 데쳐 찬물에 헹궈 물기를 뺀다.

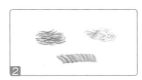

2 오이는 돌려깎기 해서 채 썰고 양파도 채 썰고 맛살도 오이 크기에 맞춰 결대로 채 썬다.

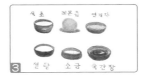

3 식초 3스푼, 레몬즙 1스푼, 연겨자 1/3스푼, 설탕 3스푼, 소금 2꼬집, 국간장 1스푼, 참기름 1스푼 넣어 소스를 만들면서 기호에 맞게 신맛, 단맛, 짠맛을 조절을 한다.

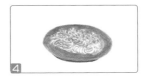

4 볼에 콩나물, 오이, 맛살, 양파 넣고 소스를 부어 가볍게 털어가며 무쳐 그릇에 담고 깨를 솔솔 뿌려주면 완성된다.

Tips

입맛이 없을 때, 다이어트 할 때 좋은 샐러드로 새콤달콤한 게 너무 맛있다.
콩나물에서 나오는 아스파라긴산은 알코올을 분해하기 때문에 숙취해소에도 좋고 면역력을 향상시켜준다.

타임지가 선정한 10대 슈퍼 푸드 중 하나
토마토

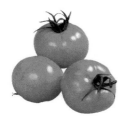

미국 타임지가 선정한 10대 슈퍼 푸드 중 하나인 토마토는 각종 비타민과 칼륨, 식이섬유가 풍부하다. 개당 22kcal 정도로 열량은 매우 낮지만 높은 포만감을 자랑해 체중 감량을 돕는다. 토마토 100g에는 5g의 탄수화물의 함유하고 있고 수많은 영양분과 활성화 물질로 가득한 건강에 매우 좋은 과일이다.

먼저, 토마토는 높은 수분 함량과 낮은 칼로리로 체내 물질 대사를 촉진하여 다이어트에 도움이 되며 식이섬유가 풍부해 소화를 촉진하고 대사 속도를 높여 체내 독소를 제거하는 것을 돕는다. 높은 비타민 C 함량으로 인해 세포 근육, 피부 등 건강에 매우 중요한 부분을 보호하는 역할을 할 수 있다.

이 밖에도 콜레스테롤 개선, 혈압 감소 등에 좋은 영향을 주며 암 세포 발생 억제 효과를 나타내어 암 예방에도 효과적이다.

특히 토마토 특유의 빨간색을 내는 라이코펜이라는 성분은 노화를 일으키는 활성 산소를 제거해 노화와 암을 예방하는 항산화 물질이다.

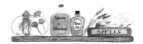

토마토 스파게티

● 준비할 재료 ●

스파게티 2인분, 베이컨 3~4장, 양송이 5개, 고추 1개
소금 적당량, 후추 톡톡, 올리브오일 적당량, 마늘 2쪽, 양파 1/4쪽, 토마토, 케첩(기호에 따라 고추장)

● 조리순서Steps ●

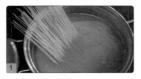

먼저 스파게티 면을 끓는 물
에 소금을 넣고 약 8~10분정
도 삶는다.

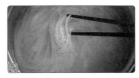

스타게피 1인분은 50원짜리
동전 넓이만큼 잡아주시면 된
다.

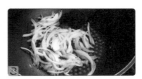

양파가 투명해질 때까지 볶는
다.

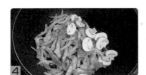

마늘은 적당히 다지고 양파는
길게 썰어서 소금, 후추, 올리
브 오일과 프라이팬에 넣고
볶는다.

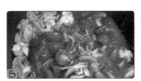

방울토마토를 8등분 정도 해
서 케첩이랑 섞어서 넣는다.

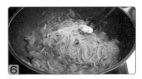

토마토가 익으면 삶아놓은 면
을 넣고 2-3분 더 볶는다.

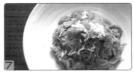

위에 모차렐라 치즈를 뿌려도
맛있다.

이소티오시아네이트가 살균작용을 하는
무

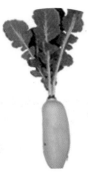

무우 효능 중 하나는 다이어트 효과도 있다. 무는 칼로리가 100g당 22kcal밖에 되지 않는 저칼로리 식품이다. 그리고 비타민과 식이섬유도 풍부하여 다이어트에 좋은 식단이 될 수 있으며, 칼륨도 풍부하여 붓기 제거 효과도 도와준다.

무에는 비타민과 미네랄을 비롯해 소화효소가 풍부하게 들어있기 때문에 정장작용을 한다. 무를 갈 때 세포가 붕괴되는데, 이때 이소티오시아네이트가 나타난다. 갈은 무에 매운 맛이 있는 것은 이소티오시아네이트 때문이다.

이소티오시아네이트는 살균작용을 하는데, 위장 내에서 대장균과 곰팡이가 자라는 것을 방해하는 작용이 있다.

이밖에 아밀라아제와 옥시다아제 등의 소화효소도 함유되어 있기 때문에 위장의 더부룩함과 소화불량 예방과 개선에 효과가 있다.

이소티오시아네이트가 만들어질 때 필요한 효소, 소화효소 등이 있는데, 이것들은 열에 매우 약하기 때문에 가열 요리보다 생으로 먹는 것이 훨씬 좋다.

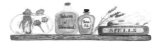

무 다시마탕

●준비할 재료 ●

무 1개, 다시마 10cm, 표고버섯 5개, 소금 약간, 후추 약간

● 조리순서Steps ●

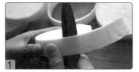

무 2cm 두께로 반달씩 썰어 껍질을 벗긴다.

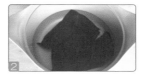

다시마-두툼한 냄비에 물 5컵을 붓고 깨끗한 행주로 잘 닦아 물속에 20분간 담가 둔다.

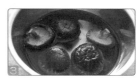

표고버섯-미지근한 물에 불리는데 그 불린 물은 버리지 말고 다시마를 담은 냄비에 넣는다.

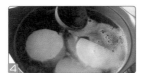

무를 다시마 속에 넣고 끓이며, 거품은 걷어낸다.

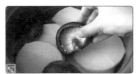

1시간쯤 뒤에 표고버섯을 넣은 후 물이 전부 줄어들지 않게 조심해서 약한 불로 끓인다.

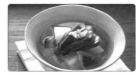

약 2시간쯤 끓이다가 소금과 후추를 넣고 간을 해서 머으면 된다.

비타민B1의 체내흡수를 도와 치매를 예방하는
양파

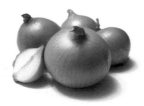

양파는 다이어트에 도움이 되는 식품 중 하나이다. 양파는 비교적 낮은 칼로리를 가지고 있어, 적은 양의 양파를 섭취하더라도 포만감을 느낄 수 있다. 다이어트 중에는 칼로리 섭취를 조절하는 것이 중요하므로, 양파는 저 칼로리 식품으로 유용하다.

양파는 매운 맛이 강하며, 열에 익히면 단맛이 강해지는 채소이다. 양파 100g에는 약 7g의 탄수화물을 함유하고 있다. 양파는 항산화제 케르세틴이 풍부하여 혈압을 낮출 수 있다. 또한 꾸준히 양파를 먹으면, LDL 콜레스테롤 수치를 낮추는 데 도움이 될 수 있다.

양파에 풍부하게 포함되어 있는 식이섬유는 소화를 지연시켜 포만감을 유지하고, 변비를 예방하는 데 도움과 혈당 조절에도 좋아 다이어트를 지원한다.

양파는 달콤한 맛을 가진 당질이 풍부하게 함유되어 있어 싫어하는 사람도 간혹 있다. 하지만 양파의 고혈압 예방, 위장기능 활성화, 항산화 작용, 콜레스테롤 수치 감소 등으로 성인병 예방에 좋은 야채이다.

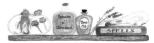

양파 와사비 간장절임

●준비할 재료●

양파, 와사비, 진간장, 국간장, 물

●조리순서Steps●

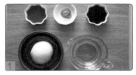

재료를 준비 한다.

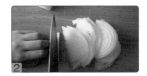

양파는 다듬은 후 1/2로 자른다. 그리고 한쪽 방향으로 길게 썬다. (보통 양파의 경우 1/2 정도로 두 끼에서 세끼정도 먹는다.)

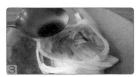

진간장 3 : 국간장 1 : 물 0.5 정도의 비율로 간장그릇에 양파가 살짝 올라올 정도로 맞춘다.

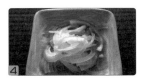

다음엔 와사비를 기호에 맞게 넣고 간장을 섞는다. 그리고 양파를 얹고 간장을 몇 번 끼 얹어준 후 먹는다.

안토시아닌으로 노화와 치매를 예방하는
가지

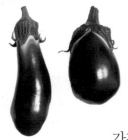

가지 100g에는 4g의 탄수화물이 있고 칼로리도 100g당 19kcal밖에 되지 않고 또 95%가 수분으로 구성되어 있으며 식이섬유가 풍부해서 다이어트에도 좋다.

가지의 껍질이 짙은 보라색을 띠게 하는 것은 안토시아닌 성분 때문인데, 이것은 포도와 블루베리 등에도 함유되어 있으며 이 성분은 항산화작용이 강한 파이토케미칼로 알려진 물질이다.

안토시아닌에는 항암작용뿐만이 아니라 노화방지, 시력보호, 당뇨치료, 소염작용, 중금속 배출작용을 비롯해 장 누수증후군 예방과 개선에도 좋다.

이밖에 가지껍질에는 폴리페놀 함유가 풍부해 우리 신체에서 항산화작용을 하면서 활성화산소를 제거해주기 때문에 항암효과에 좋다. 이와 함께 나수닌이란 성분도 있는데, 이 성분은 매우 강한 항산화작용으로 뇌와 뇌신경에 도움이 되는 물질로 치매로 인한 뇌를 활성화 시켜준다.

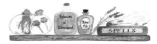

가지무침

●준비할 재료●

가지400g, 실파1뿌리, 붉은고추1개, 간장3큰술,깨소금반큰술 소금조금, 참기름 2작은술 마늘 반큰술

●조리순서Steps●

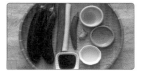

재료를 준비한다.

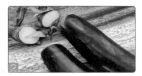

가지는 꼭지를 떼고 정리한
다.

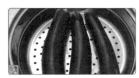

소금을 약간 넣고 통째로 찜
기에 찐다.

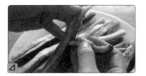

쪄낸 후 찬물에 잠시 담갔다
가 건져 놓은 가지를 결대로
찢는다.

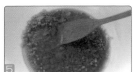

다져놓은 붉은 고추, 실파와
간장, 깨소금, 고춧가루, 마늘
참기름을 분량대로 섞어 양념
장을 만든다.

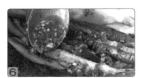

쪄내어 식힌 가지는 가지런히
담고 양념장을 얹는다.

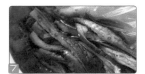

먹을 때 찐 가지와 함께 무쳐
먹는다.

해독작용으로 저칼로리인
양배추

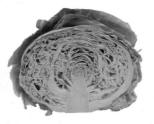

양배추 다이어트를 하는 이유 중 하나가 바로 양배추가 저칼로리식품이기 때문이다. 양배추는 100g당 31칼로리로 저칼로리며 양배추 100g에는 7g의 탄수화물을 가지고 있다. 식이섬유가 많아 다이어트 시에 찾아오는 변비에도 도움이 되며 양배추 다이어트는 일반적으로 건강하고 효과적인 다이어트 방법 중 하나로 알려져 있다. 양배추는 저칼로리이면서 영양가가 풍부하며, 식이섬유와 비타민 C, 칼륨 등이 풍부하게 포함되어 있어 건강에 도움을 줄 수 있다.

브로콜리, 배추 양배추 등는 동맥경화, 심장병, 뇌졸중 등의 심혈관 질환 예방에 매우 효과적이다. 특히 양배추에 함유되어 있는 이소티오시아네이트는 간장의 해독기능을 강화시켜주는 작용을 한다. 물론 항암작용도 한다고 하지만 간장은 체내 해독을 담당하는 곳이다. 간 기능을 향상시킨다는 것은 체내의 해독작용을 지원해주는 것이기 때문에 알츠하이머병 예방과 연결된다고 볼 수 있다.

이밖에 항산화작용이 강한 비타민C와 상한 위 점막을 복원해주는 메틸메티오닌까지 함유되어 있다.

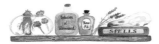

양배추 겉절이

● 준비할 재료 ●

양배추 120g, 실파 3뿌리, 고춧가루 2큰술, 설탕 1큰술, 식초 1큰술, 다진마늘 1큰술, 통깨 1큰술, 소금 약간

● 조리순서Steps ●

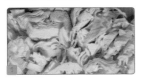

양배추는 손질하여 한 잎씩 떼어 씻은 후 한입 크기로 썬다.

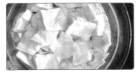

한입 크기로 자른 양배추를 얼음물에 잠시 담갔다가 건진다.

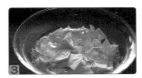

건진 양배추를 소금을 약간 뿌려 살짝 절인다.

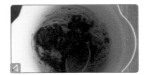

고춧가루에 물 1큰술을 넣어 갠 후 다진 마늘, 설탕, 식초를 넣어 양념을 만든다.

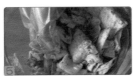

절인 양배추에 양념을 넣어 버무린다.

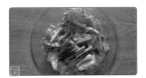

소금으로 간을 맞추고 실파와 통깨를 넣어 한 번 더 버무리면 된다.

저 칼로리이면서 단백질과 식이섬유를 풍부하게 함유

두부

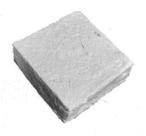

다이어트 할 때 보통 음식의 칼로리를 보지만 그것보다 더 중요한 건 탄수화물 속 당질의 함량이다. 칼로리는 음식 속에 들어있는 탄수화물, 단백질, 지방, 비타민 등을 전부 합친 것의 열량이며 정말 살을 찌게 하는 것은 바로 당질인 것이다.

두부의 탄수화물 함량은 65g에 당질은 겨우 4g밖에 들어있지 않아 다이어트 식품으로 최적인 것이다.

쌀밥 한공기의 탄수화물이 65g이고 당질이 64g이라는 것에 비교하면 정말 적은 수치이며 게다가 두부는 수분함량도 85%로 굉장히 높고 여러 가지 영양소들이 많이 함유되어 있어 건강하게 다이어트를 할 수 있다.

두부는 저 칼로리이면서 단백질과 식이섬유를 풍부하게 함유하고 있어 포만감을 유지하면서 영양소를 공급주며 또한 대체로부터 온기 속에 파랗게 변하며 배출에 도움을 주는 독소버섯이 모든 성분 체질을 균형있게 적용할 수 있도록 도와주기 때문에 다이어트에 적합한 식품이다.

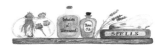

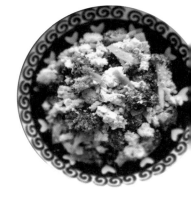

두부브로콜리볶음

● 준비할 재료 ●

두부 1/2모, 브로콜리 1송이, 소금 1t, 참기름 1스푼, 다진마늘 1스푼, 깨소금 1스푼

● 조리순서Steps ●

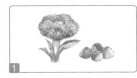

1
브로콜리를 먹기 좋게 자른 다음 끓는 물에 3분~5분정도 살짝 데쳐준다. 브로콜리를 넣고 데칠 때 소금을 조금 넣는다.

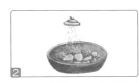

2
데친 브로콜리는 찬물에 한번 헹궈준다.

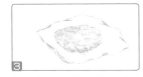

3
두부 반모를 일회용 비닐봉지에 넣어서 손으로 수제비 반죽 같은 모양이 되도록 으깨서 준비 해 준다.

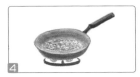

4
다진마늘(1스푼) 한숟가락을 넣어서 참기름에 같이 달달 볶아준다.

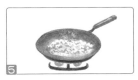

5
가볍게 한번 볶은 다음 으깬 두부를 넣어서 한 번 더 볶아준다.

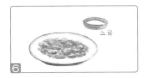

6
소금을 넣어 간을 맞춘 다음 깨소금으로 마무리 해 준다.

Tips 으깬 두부는 밥에 비벼먹어도 정말 맛있다.

풍부한 식이섬유와 엽록소가 많은
해조류

미역은 해조류 중 갈조류로 속하며 표면에 끈적끈적한 점액질이 바로 후코이단인데, 수용성 식이섬유가 풍부하게 함유되어 체내의 유해물질을 체외로 배출시켜주는 작용을 한다. 갈조류를 많이 섭취할수록 변비에 걸리지 않는 디톡스 체질로 변화된다.

또한 갈조류에는 녹색 천연색소인 엽록소 A, C가 풍부한데, 엽록소인 크로로필은 체내에 들어온 유해물질(다이옥신, 카드뮴, 납 등)이 쌓이는 것을 억제해주고 쌓인 것은 체외로 배출시켜주는 역할을 한다.

이밖에 콜레스테롤 수치를 떨어뜨려 혈관을 깨끗하게 만들어 혈관질환을 예방해주고 소화기 계통의 항암치료제로도 활용되며 비만과 성인병 예방에도 효능이 있다.

클로로필은 미역과 마시마와 마찬가지로 짙은 녹색채소인 엽채소 풍부하게 함유되어 있다.

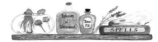

미역홍합국

●준비할 재료●

불린 미역 1컵, 홍합 100g, 마늘 2쪽, 물 4컵, 국시장국 4큰술, 참기름

●조리순서|Steps●

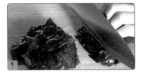

불린 미역은 깨끗이 씻은 후 먹기 좋게 썬다.

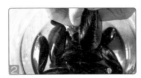

홍합은 지저분한 수염을 떼어 내고 연한 소금물에 씻어 건진다.

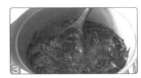

냄비에 참기름을 두르고 ①의 미역을 넣어 한소끔 볶은 후 분량의 물을 넣는다.

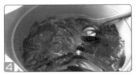

③이 끓으면 홍합을 넣고 거품을 걷어 낸 후 국시장국 4큰술을 넣는다.

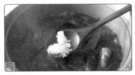

④에 마늘을 다져 넣고 부족한 간은 소금으로 맞춘다.

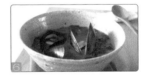

맛있게 먹으면 된다.

콜레스테롤이나 중성지방을 낮춰주는
고구마

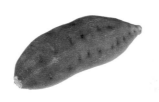

다이어트에 고구마는 좋은 식품이다. 저 GI 식품은 혈당이 상승하기 어렵기 때문에 인슐린에 의한 혈중의 당분을 지방으로서 몸에 쌓아 넣는 작용을 억제할 수 있다. 또 식이섬유도 풍부하기 때문에 변비에 걸리기 쉬운 다이어트 중에서도 적합한 식품이라고 할 수 있다.

고구마의 성분은 당질이 27.7%, 단백질이 1.3%, 수분이 69.39% 등이며 주성분은 녹말이다. 성분에서 보듯 당질이 훨씬 많이 함유되어 있지만 섭취해도 혈당치 상승이 완만하며, 감자, 백미, 빵, 면 등에 비해 GI수치가 낮다.

고구마에는 소화되지 않고 대장으로 옮겨져 식이섬유와 비슷한 기능을 하는 난소화성 전분, 즉 레지스턴트(소화되기 어려운) 스타치(전분)가 있다. 다시 말해 레지스턴트 스타치는 장에서 흡수되지 않는 전분이기 때문에 혈당치 상승을 완만하게 하고 혈액 중 콜레스테롤이나 중성지방을 낮춰주는 작용을 한다. 그리고 대장의 장내 세균이 레지스턴트 스타치를 발효시키면 유기지방산인 락산이 생성되어 장내의 선옥균 증식에 많은 효과가 있다고 한다.

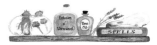

고구마로 만드는 해독주스

●준비할 재료 ●

고구마100g, 당근 50g, 브로콜린 50g, 양배추 50g, 토마토 50g, 꿀 1작은술, 물 300cc

●조리순서Steps ●

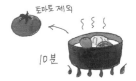

토마토 제외

10분

1 토마토를 제외한 재료를 냄비에 넣고 10분을 삶는다.

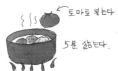

토마토 넣는다

5분 삶는다.

2 끓으면 토마토를 넣고 5분 더 삶는다.
3 완전히 식힌다.

믹서에
넣어
곱게 간다.

4 삶은 재료를 믹서에 넣어 곱게 간다.

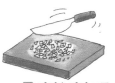

5 껍질을 벗긴 고구마를 잘게 썬다.

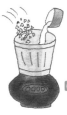

6 모두 믹서에 넣고 다시 곱게 갈아 마시면 된다.

이 외의 뱃살을 예방해주는 일등 식품

뱃살를 예방하기 위해서는 과일, 채소, 통곡물, 살코기 등을 섭취해야 하고 이와 반대로 포화지방산(동물성)이 풍부하게 들어 있는 고지방 식품, 정제곡류 등을 삼가야 한다. 이밖에 운동은 일주일에 3~5회, 1일 30~60분으로 수행하는 것이 좋다. 하지만 비만인 사람은 천천히 가벼운 운동으로 일주일에 6~7회, 1일 60분 이상으로 해야 한다.

사과

사과에는 과당, 설탕, 펙틴 등의 성분을 비롯해 폴리페놀과 섬유질이 풍부하게 들어 있다. 이 가운데 펙틴 성분은 사과껍질에 많은데, 콜레스테롤 수치를 낮춰준다. 또한 폴리페놀 성분과 섬유질은 장내에서 유익한 균을 도와주기 때문에 다이어트에도 효과적이다. 사과 1일 섭취량은 1개가 적당하다.

아몬드

아몬드는 100g당 약 570kcal에 지방이 풍부하지만, 올레인산 성분이 들어 있어 지방과 당의 흡수를 억제해주기 때문에 체중감량에 좋은 식품이다. 이밖에 아몬드의 풍부한 섬유질은 포만감을 높여줌과 동시에 식욕까지 억제해준다. 따라서 아몬드를 적절한 양을 간식으로 선택하면 비만에 도움이 된다. 1일 섭취량은 약 20~23개가 적당하다. 아몬드 1일 섭취량은 30g(약 20~23개)이 적당하다.

로메인 상추(배추상추)

로메인 상추에는 탄수화물, 칼슘, 칼륨, 비타민C, 비타민K, 베타카로틴, 단백질, 섬유질, 엽산 망간, 크롬 등이 함유되어 있으며, 칼로리가 낮고 식이섬유가 많아 장내 환경을 개성해주고 포만감과 만족감을 동시에 주기 때문에 비만예방에 좋은 채소이다. 또한 유산소 운동을 할 때 크롬이 작용하여 복부의 지방을 태워준다. 로메인 상추 1일 섭취량은 3.7g이 적당하다.

자몽

자몽에는 단백질, 지방, 탄수화물, 식이섬유, 비타민C, 무기질, 플라보노이드 등이 함유되어 있는 저칼로리 과일이다. 이 가운데 플라보노이드는 식물의 색깔을 결정하는 색소임과 동시에 강한 산화방지제가 들어 있어 체내의 나쁜 물질을 체외로 배출해주고 세포손상을 막아준다. 특히 자몽은 복부의 지방을 태워 비만을 예방해주고 풍부한 섬유질로 인해 포만감을 주기 때문에 식욕을 억제시켜준다. 자몽 1일 섭취량은 200g(1개)가 적당한다.

후추

후추는 비타민C와 플라보노이드 성분이 풍부하게 들어 있는 항산화제이다. 또한 칼륨, 철 등의 미네랄도 함유하고 있으며, 체내에서 특정 물질을 흡수하는 매운맛을 내는 피페린 성분도 들어 있다. 피페린은 신진대사를 개선하고 지방세포를 억제하기 때문에 다이어트에 도움이 되는 향신료이다. 후추 1일 섭취량은 체중 60kg을 기준으로 0.12mg가 적당하다.

생강

생강의 뿌리줄기는 향과 매운맛을 가지고 있으며, 탄수화물, 섬유질, 단백질, 칼륨, 마그네슘, 철 등이 함유되어 있다. 생강은 신진대사를 강화해주고 포만감을 유지해주며, 지방을 태워주기 때문에 비만에 좋은 식품이다. 생강을 과잉 섭취할 경우 배탈이나 설사 등의 부작용도 따른다. 생강 1일 섭취량은 10g이 적당하다.

잣

잣에는 지방유, 단백질, 비타민 B군 등이 풍부하며 식이섬유도 함유되어 있는 식품이다. 특히 잣을 섭취하면 뇌에서 콜레시스토키닌 물질을 분비시키는데, 이 물질은 포만감을 느끼게 하여 식욕을 억제해주는 역할을 한다. 하지만 잣은 칼로리가 높기 때문에 1일 15개가 적절하다.

계란흰자

계란 흰자에는 단백질, 비타민B1, 비타민B2, 엽산, 아연 등의 주요 영양분들이 함유되어 있다. 흰자는 양질의 단백질을 함유하고 있으며 지방과 열량이 낮고 수분이 많이 함유되어 있다. 특히 이 단백질은 포만감을 높여 식욕을 억제시켜주기 때문에 비만예방에 도움이 된다. 계란흰자 1일 섭취량은 3개가 적당하다.

닭가슴살

닭가슴살에는 단백질이 많고 불포화비장이 풍부하게 함유되어 있어 포만감을 유지해주며, 이로 인해 복부지방을 예방해준다. 이밖에 탄수화물, 콜레스테롤, 지방, 비타민B3, 비타민B6 등도 들어 있다. 이 가운데 비타민 B3은 인슐린 저항성과 밀접한 관계가 있고 비타민 B6은 아연의 흡수를 도와준다. 닭가슴살 1일 섭취량은 100~200g이 적당하다.

베리

베리는 블루베리, 아사이베리, 아보카도, 블랙베리, 크렌베리, 엘더베리, 레드 라즈베리, 아로니아 열매, 라즈베리, 딸기 등 다양한 종류들이 있다. 모든 베리에는 항산화물질인 안토시아닌, 엘라그산, 레스베

라트롤 등을 함유하고 있다. 이 물질들은 활성산소를 억제해주는데, 활성산소가 초과되면 세포가 손상되면서 노화가 빨리 진행된다. 또한 수용성섬유질까지 풍부해 포만감을 오랫동안 지속시켜주기 때문에 다이어트에 식품으로 일품이다. 베리종류 1일 섭취량은 20개가 적당하다.

계피가루와 식초

계피가루에는 에센셜오일 성분인 신남알데히드 물질이 들어 있는데 이 물질은 지방을 소모시켜주기 때문에 다이어트에 도움이 된다. 식초에는 구연산과 아미노산 성분이 풍부한데 이 물질은 체내 노폐물을 체외로 배출시켜주고 지방을 분해해주며, 신진대사를 원활하게 만들어 체내에 지방이 쌓이는 것을 막아 비만을 예방해주고 체중까지 감량해준다. 섭취방법은 집에서 요리를 할 때 식초와 계피가루 등을 가미하면 된다. 특히 계피가루와 식초는 식후 혈당조절과 포만감을 지속시켜준다. 계피가루 1일 섭취량은 0.6~3g, 식초 1일 섭취량은 15~30ml가 적당하다.

등푸른 생선

등푸른 생선에는 오메가3 지방산뿐만 단백질도 풍부하며 지방질이 거의 없다. 이 단백질은 포만감과 만족감을 오랫동안 유지해주는 역할을 한다. 특히 불포화지방산 성분들이 많기 때문에 콜레스테롤 수치를 낮춰주고 칼로리가 낮기 때문에 비만을 예방해준다. 등푸른생선 1일 섭취량은 100g(반 마리)이하가 적당하다.

견과류

견과류에는 소화기능을 개선하는데 도움이 되는 식이섬유질을 비롯해 단백질, 지방 등의 성분이 함유되어 있다. 특히 고지방과 고단백질, 고섬유질이 있기 때문에 견과류를 섭취하게 되면 비만이 예방된다. 또한 이들 영양분들은 포만감을 갖게 하여 칼로리 섭취를 줄여준다. 견과류 1일 섭취량은 25g이 적당하다.

콩

콩류에는 단백질과 섬유질, 엽산, 아연, 칼륨 등이 풍부하게 함유되어 있다. 그리고 체내에서 지방을 에너지를 전환해주는 레시틴이 있어 복부비만을 예방해준다. 또한 단백질과 섬유질도 포만감과 만족감을 높여주기 때문에 다이어트식품으로 인기가 높다. 콩 1일 섭취량은 50g이 적당하다.

달걀

달걀에는 단백질과 레시틴이 풍부하게 함유되어 있는데, 이 물질은 혈관 안에 쌓여 있는 노폐물과 지방을 체외로 배출시켜주기 때문에 성인병인 비만을 예방해준다. 따라서 부추나 토마토를 비롯해 시금치나 케일 등의 녹황색채소와 함께 섭취하면 포만감까지 유지해준다. 달걀 1일 섭취량은 1~2개가 적당하다.

Chapter

05

효과 만점!
뱃살 빼는
필라테스 운동방법

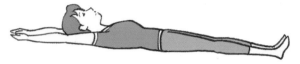

1

팔과 다리를 쭉 펴고 바닥에 최대한 허리를 편편하게 붙인 후
호흡을 깊게 들이 마신다.

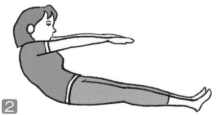

2

1의 자세를 유지하면서 팔을 앞으로 꼿꼿하게 편 체
복부에 힘을 주고 상체를 그대로 들어 올린다.

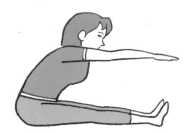

3
2의 상태에서 허리를 최대한 숙여 손끝이 발끝을 향하게
하여 상체를 숙인 상태로 20초간 정지 한다.

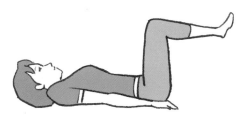

4
다리를 직각으로 접은 후에 들어올린다.
이때 복부에 힘을 줘서 직각으로 올린 다리를 10초간 유지한다.

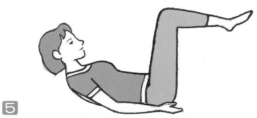

5

4의 자세에서 머리와 어깨를 들어 올린다.
이때에 직각으로 구부린 다리가 흐트러지지 않도록 주의한다.

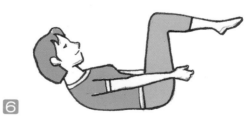

6

5의 자세가 안정이 되면 팔을 바닥에서 떼고
자세가 흐트러지지 않도록 복부에 힘을 준 채 20초간 정지한다.

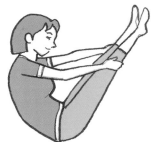

7

몸을 V자로 접은 다음 자세가 흐트러지지 않도록 발목을 꽉 잡고
10초간 자세를 유지한다.

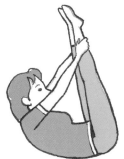

8

7의 자세를 유지하면서 등을 서서히 바닥에 붙일 수 잇도록
상체를 서서히 뒤로 보낸다.

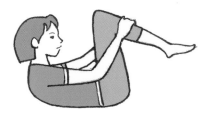

9 누운 자세에서 고개를 들어 올리고 다리를 접어 배에 붙인 후
양팔로 다리를 꽉 잡는다.

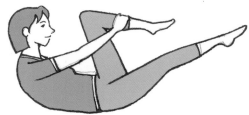

10 어깨를 약간 세워 한쪽 발목을 두손으로 잡아 복부로 끌어 당긴다.
나머지 한쪽 다리는 45도 각도로 올린다.

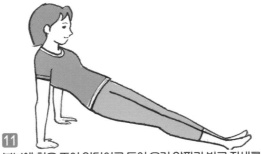

11 복부에 힘을 주어 엉덩이를 들어 올려 양팔과 발로 자세를
20초간 유지한다.

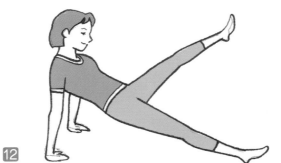

12 11의 자세를 흐트러지지 않게 유지한 후 한쪽 다리에 힘을 주고
다른 한쪽 다리를 하늘을 향해 들어올린다.

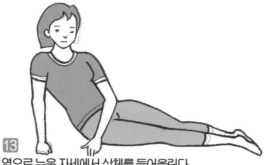

13
옆으로 누운 자세에서 상체를 들어올린다.
이때 양 다리는 가지런히 모아 몸에 긴장을 유지한다.

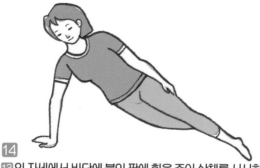

14
13의 자세에서 바닥에 붙인 팔에 힘을 주어 상체를 서서히 들어 올린다.
이때 입으로 숨을 토해 낸다.

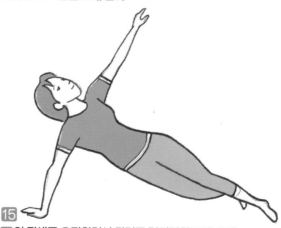

15
14의 자세를 유지하면서 다리를 가지런히 포갠 후에
한쪽 팔을 들어 일직선이 되게 한 후 10초간 자세를 유지한다.

Chapter

06

뱃살유형에 따른
뱃살 빼는 방법

다양한 뱃살 유형이 있다는 사실은 누구도 부정할 수 없다.
이런 뱃살의 모양은 지방이 많은 음식을 너무 많이 먹어서 생기기도 하고,
붓거나 물이 차 있기 때문에 생기기도 하며,
출산의 결과로 생기는 경우도 있다.

뱃살이 말해주는 것?

and
Answer
많은 여성은 납작한 배를 가지길 소망한다. 이 목표를 이루기 위해서 어떤 이는 엄격한 식이요법을 따르고 다른 이는 헬스장에서 운동하기도 한다. 하지만 어떤 여성들은 이 목표를 달성하지 못한다. 왜일까? 그들의 뱃살 유형에 따라 뱃살을 빼기 위한 다른 접근방식을 사용하지 못했기 때문이다.

뱃살을 빼는 것은 천 개의 윗몸일으키기와 굶기만으로 할 수 있는 것이 아니다. 뱃살 유형에 따라 살을 뺄 때는 다른 방법으로 접근해야 한다. 뱃살의 유형은 다음과 같다.

부어오른 뱃살이 안 빠질 때

and
Answer
　이런 뱃살 유형의 주요 특징은 오후보다는 아침에 더 납작하다는 것이다. 부기는 시간이 지날수록 커지며, 이는 가스의 축적이나 소화불량 때문이다.

　이 유형의 뱃살은 과체중과 마른 여성들 모두에게 영향이 있으며 원인은 음식 과민반응, 알레르기, 혹은 영양이 부족할 때 생기는 느린 장운동(sluggish bowels)과 연관이 있다.

- 뱃살 빼는 방법

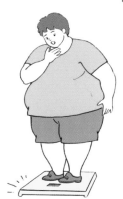

위장에서 가장 흔한 과민반응을 나타내는 것은 락토스, 효모, 술, 밀 혹은 글루텐 등에 있다. 이런 과민반응이 있는지를 확인하려면 먹는 것을 잠시 멈추어 무엇이 원인인지 찾아내는 것이 먼저이다.

어떤 음식들이 문제를 일으키는지 알고 나면, 그다음은 이런 음식들을 식단에서 빼는 것이다. 또한 장운동이 느리다면, 음식 과민증 치료

 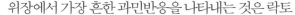

를 편안한 범위 밖으로 가져와야 한다. 다양하고 더욱 편안한 아침 식사를 하거나 또는 모닝커피와 같은 음식 및 음료들을 섭취하지 않아야 한다.

밤늦게 음식을 먹지 않는다.

낮 동안 충분한 양의 물을 마신다.

몸에 좋은 유산균을 섭취해서 장내 유익한 세균들이 잘 활동할 수 있게 한다.

산후 뱃살이 안 빠질 때

and Answer 최근에 출산했다면 아래쪽의 배가 튀어나올 가능성이 있다. 임신 후 자궁은 가라앉고 더욱 무거워진다. 위장이 원래 자리로 돌아오려면 적어도 6주는 기다려야 하며 때때로 그 이상이 걸릴 수도 있다.

• 산후 뱃살빼는 방법

의사들은 운동은 산후 3달 정도는 기다렸다가 시작할 것을 권한다. 또한 임신 기간 동안 늘었던 몸무게에 대해서 계속 생각하지 말고 이 시기에는 당신과 아이의 건강이다.

약간 더 편해지고 이제 몸을 관리하고 싶어진다면, 지방을 태우고 음식에서 찾을 수 있는 호르몬의 생성을 줄여주는 생선 오일 보충제를 섭취할 것이 좋다.

아보카도, 올리브유, 견과류에 들어있는 좋은 지방산을 섭취하는 것이다. 이런 유형의 산은 몸에 수많은 영양분을 제공하며, 피로를 풀어주고 비타민 섭취를 돕는다.

 배를 더 강하게 하려면 배 운동이 아닌 골반운동을 해야 한다. 왜냐하면 배운동은 이미 좋은 상태에 있는 근육을 위한 운동이기 때문이다. 가장 잘 알려진 골반 운동으로는 케겔 운동이 있다.

 출산 후에, 우리의 골반 근육은 분리되어 있으며, 꼭 회복을 시켜야 한다.

하복부 뱃살이 안 빠질 때

and Answer 하복부 뱃살은 많은 일을 해야 하는 직업이나 바쁜 엄마의 역할을 하는 여성들에게 일반적으로 보이는 뱃살의 유형이다. 체육관에서 운동하거나 다이어트를 하지만 항상 똑같은 운동을 반복하거나 같은 음식을 먹는 여성들은 하복부 뱃살이 나오는 경향이 있다.

• 하복부 뱃살 빼는 방법

이런 유형의 뱃살이 나오게 하는 나쁜 습관은 지나친 배 운동 루틴이나 늘 스피닝을 하는 것 같은 바뀌지 않는 루틴이다. 이런 운동은 엉덩이, 팔, 다리의 지방을 태우지만 뱃살은 아니다. 게다가 이 하복부의 뱃살을 없애기 위해서는 좋은 영양분 섭취가 필수다. 이것은 변비나 복부 팽만도 막아줄 것이다.

더 많은 녹색 채소, 아보카도, 올리브유, 견과류, 과일을 먹는다.
배 운동 대신 팔굽혀펴기나 저항운동을 한다.
근력과 유산소 운동이 합쳐져 있는 스쿼드를 하거나 줄넘기를 하는 것이 좋다.

스트레스성 뱃살이 안 빠질 때

and Answer 사무실에서 오랜 시간 동안 컴퓨터 앞에 앉아서 간식을 먹는 것은 여러 가지로 건강에 해롭다. 이런 생활의 안 좋은 점 중 하나는 배에 지방이 축적된다는 것이다.

우리가 먹는 건강에 좋지 않은 음식들뿐만 아니라 배 주위에 지방의 축적을 하게 만드는 코르티솔이라는 호르몬의 생성 때문이다.

• 스트레스성 뱃살을 빼는 방법

카페인을 너무 많이 섭취하거나 패스트푸드를 자주 먹고 정해진 시간에 음식을 먹지 않으면 이런 뱃살 유형이 생길 가능성이 높다.

이것을 예방하기 위한 한 가지 방법은 많이 휴식을 취하는 것이 좋다. 휴식을 하면 불안감이 줄어들면서 더 적게 먹게 되기 때문이다.

견과류 같은 영양가 많은 음식을 먹음으로써 탈진과 같은 증상을 줄일 수 있다.

하루 2잔으로 커피 섭취를 줄여야 하며 유산소 운동 대신 요가나 공원 산책과 같은 더욱 휴식이 되는 운동을 해야 한다.

먹고 싶은 만큼 먹으면서
뱃살을 빼주는
30kcal 내외의 레시피
19

탄수화물은 조금이라도 먹어야 하며 기존의 절반으로 줄이는 것이 좋다.

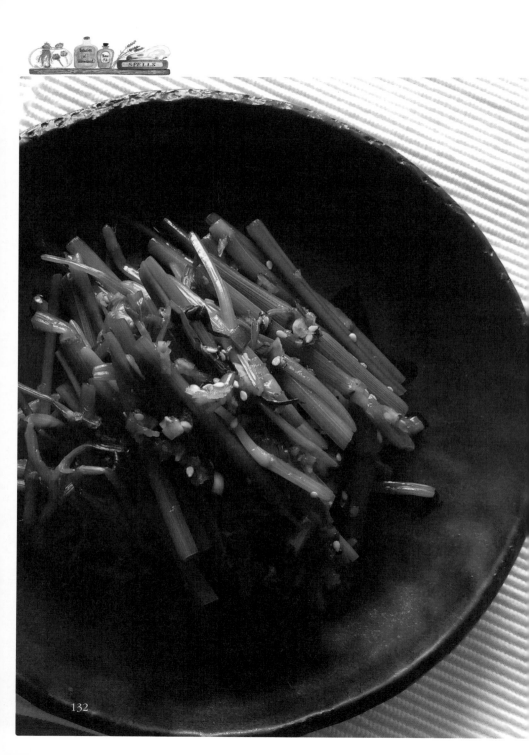

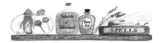

미나리 무침

● 준비할 재료 ●

[주재료] 미나리 300g.
[무침장 재료] 진간장 1큰술, 다진파 1작은술, 다진마늘 1작은술, 설탕 1작은술, 깨소금 1작은술, 참기름 1큰술, 소금 약간

● 조리순서Steps ●

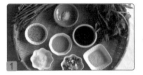

재료를 준비해서

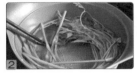

미나리를 끓는 소금물에 넣고 살짝 데쳐 헹군다.

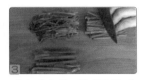

헹군 미나리는 물기를 꼭 짜고 5cm정도의 길이로 썰어준다.

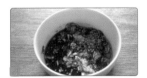

볼에 무침장을 미리 섞어둔다.

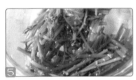

미나리를 넣고 살살 무친다.

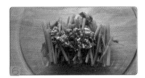

그릇에 담아낸다.

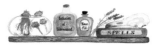

미역 된장국

●준비할 재료 ●

미역 15g, 두부 1/6모, 무 1.5cm
[양념재료] 다진마늘 1.5티스푼, 들기름 2티스푼, 된장 1.5티스푼

●조리순서Steps ●

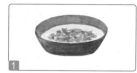

1 미역은 물에 불려준다.

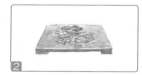

2 불린 미역을 흐르는 물에 씻은 뒤 물기를 꼭 짜고 먹기 좋은 크기로 썬다.

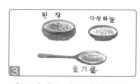

3 자른 미역을 넣고 된장1.5티스푼, 다진마늘 1.5티스푼, 들기름1티스푼을 넣고 버무린다.(들기름은 준비한 2티스푼중 먼저 1티스푼만 사용한다)

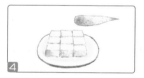

4 미역을 잠시 버무려두는 동안 무와 두부를 납작 네모나게 썰어준다.

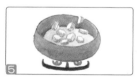

5 냄비에 들기름을 두르고 약불에 무를 넣어 살살 볶아준다.(남은 들기름 1티스푼은 이때 사용한다)

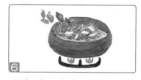

6 무가 익으면 버무려 둔 미역을 넣고 같이 볶는다.

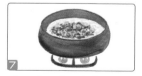

7 어느 정도 볶고 나면 물을 재료가 살짝 잠길 정도만 부어 중불로 올려 팔팔 끓여준다.

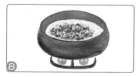

8 팔팔 끓고 나면 이번에는 재료가 완전히 잠길 정도로 물을 넣고 두부를 넣어 끓여주면 된다.

Tips 미역은 칼슘이 풍부해 뼈를 튼튼하게 하고 식이섬유가 풍부하다.

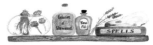

토마토 달걀국

(1인분 40kcal/지질 1.4g/염분 1.1g/식이섬유 1.1g/콜레스테롤 53mg)

●준비할 재료 ●

토마토 2개, 달걀 2개, 양파 1/2개, 국물용 멸치 약간, 다시마 조금
[양념재료] 소금 1/2큰술, 후추 약간, 마늘기름 1큰술

● 조리순서Steps ●

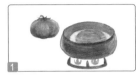

1

토마토는 열십자로 칼집을 내
어 끓는 물에 1분 정도 데쳐준
다.

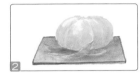

2

찬물에 빠르게 씻어 껍질을
벗겨준다.

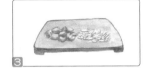

3

토마토를 깍둑썰기로 잘라주
고 양파는 잘게 다져준다.

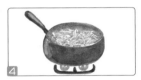

4

냄비에 토마토와 양파를 넣고
마늘 기름 한 큰 술을 넣어 센
불로 볶아준다.
달큼한 냄새가 올라오면 육수
를 부어준다.

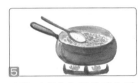

5

소금 1/2큰술을 넣어 간을 해
주고 팔팔 끓으면 약불로 줄
여 10분 정도 은근한 불로 끓
여준다.

6

달걀 2개에 맛술 2큰술과 소금
한 꼬집을 넣고 풀어준다.

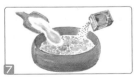

7

체에 받쳐 풀어 놓은 계란을
넣어준다.
마지막에 후추로 마무리하면
된다.

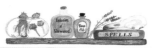

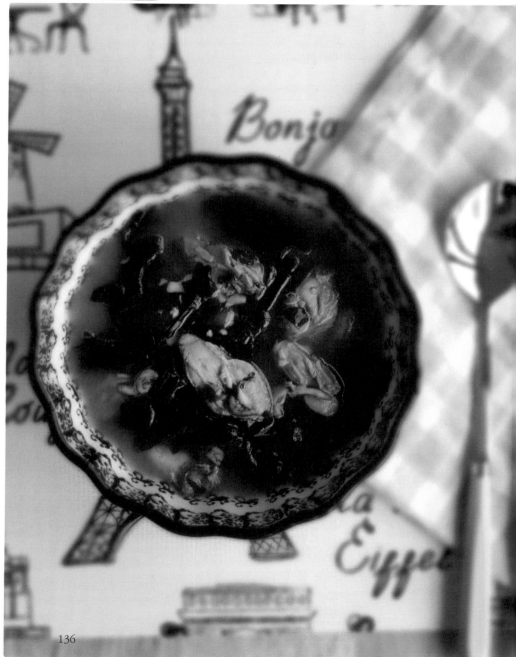

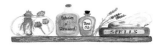

굴 미역국

●준비할 재료 ●

마른 미역 1줌, 물 1500ml, 무즙 500ml, 생굴 반근 (200g), 마늘 3톨
[양념재료] 참기름 2큰술, 국간장 3큰술, 꽃소금 1/2큰술

●조리순서|Steps ●

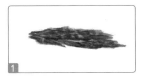

1 마른 미역을 준비한다. 찬물에 미역을 넣고 10~15분 정도 불리고 미역이 불려지면 찬물에 서너 번 씻어서 체에 밭쳐둔다.

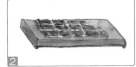

2 도마에 놓고 먹기 좋게 4~5등분 한다.

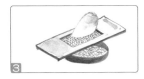

3 무를 도톰하게 한 토막 자른 후에 강판에 갈아서 무즙을 낸 후 물 반 컵을 넣어 섞어준다.

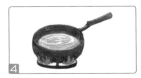

4 냄비를 달구고 참기름을 1~2큰술 정도 넣어준다.

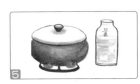

5 물기 뺀 미역을 참기름에 달달 볶다가 국간장 1큰술을 넣고 미역의 물기가 하나도 없어질 때까지 볶아준다. 그리고 나서 찬물 1,500ml 부어 뚜껑을 닫고 20분 정도 끓여준다.

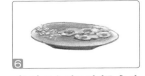

6 마늘과 굴을 넣고 넣어준 후 바로 젓지 마시고 1~2분 있다가 국자로 한번 저어준다.

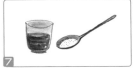

7 국간장 2큰술 추가로 넣고 소금을 반 큰술 정도 넣어 간을 맞춰주면 된다.

Tips 대합이나 바지락 등의 조개류는 열량이 낮고, 감칠맛이 풍부하다. 재철 채소를 넣어 만든다면 맛있는 국을 만들 수 있다.

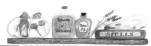

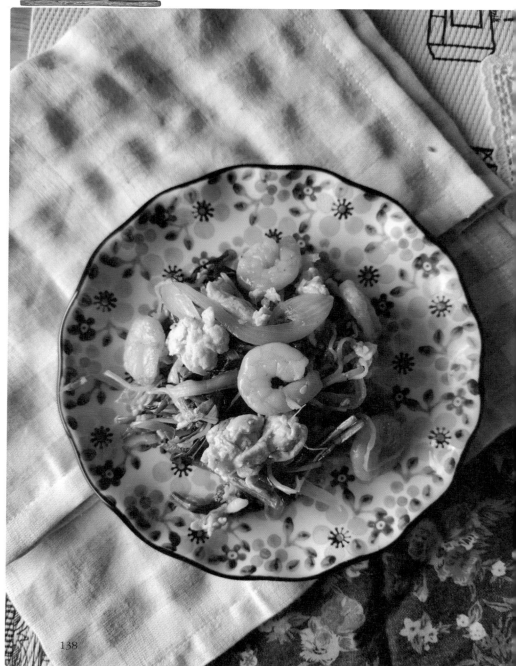

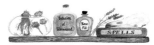

숙주새우달갈볶음

●준비할 재료●

숙주 2~3줌, 달걀 1~2개, 새우 10~12마리, 양파 1/2개, 청양고추 1~2개, 쪽파 1줌
[양념재료] 굴소스 2큰술, 간장 1~1.5큰술, 다진마늘 1큰술, 참기름 0.5큰술, 후추 약간, 통깨 약간
[새우밑간재료] 청주 1큰술, 소금 조금, 후추 조금

●조리순서Steps●

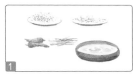

1 숙주는 깨끗이 씻어 준비하고 양파, 청양고추, 쪽파는 적당한 크기로 썰어준다. 달걀은 잘 풀어서 준비해 놓는다.

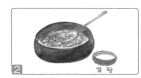

2 분량의 양념장을 모두 잘 섞어 준비해준다.(단맛을 위해 설탕이나 올리고당 살짝 추가해도 좋다)

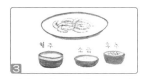

3 새우는 청주 1큰술, 소금, 후추를 조금씩 넣어 버물버물 해준다.

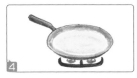

4 팬에 기름을 두르고 약불에서 달걀물을 부어 스크램블을 만들어 주고 살짝만 익힌 후 접시에 따로 담아둔다.

5 스크럼블 만든 팬에 그대로 기름을 조금 추가하고 양파 넣고 약 1분간 센불에서 볶아준다.

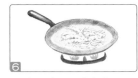

6 그 다음 새우를 넣어 약 4~5분간 새우가 익을 때까지 볶아준다.

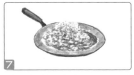

7 새우가 익으면 숙주를 듬뿍 올리고 양념장을 넣어준다.
만들어둔 스크럼블 에그, 대파, 청양고추를 넣어 약 1~2분간 뒤적거리다 불을 꺼주면 완성된다.

Tips 숙주의 아삭함이 살아 있도록 숙주를 넣고 너무 오래 볶지 않는 것이 중요하다.

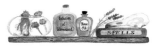

오이토마토 무침

● 준비할 재료 ●

오이 1개, 완숙토마토 1개, 꽃소금 약간
[양념재료] 설탕 2티스푼, 깨소금 2큰술, 현미식초 2티스푼, 양조간장 1큰술, 참기름 1티스푼

● 조리순서Steps ●

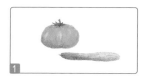

1

오이와 토마토는 깨끗이 씻어
주고 오이 표면에 있는 오톨
도톨한 부분을 살짝 제거 해
준다.

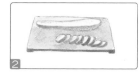

2

오이는 반으로 잘라서 씨를
제거 해 주고 1.5cm 정도로 썰
어 꽃소금 약간 넣어 섞어 준
다음 10분 절임을 한다.

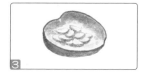

3

키친타올에 수분을 제거 하고
볼에 담아 준다.

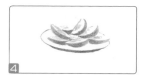

4

토마토는 십자로 썰어 주고
다시 반으로 잘라서 씨를 제
거 해준다.

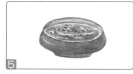

5

양념 만들어 주고 양념은 잘
섞어 준다.

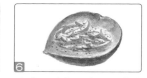

6

볼에 오이와 토마토를 담아
준비한 양념 넣어 주고 살살
버무려 준다.

7

접시에 담아 깨소금은 뿌려주
면 된다.

Tips 토마토 씨를 제거 해 주면 즙이
덜 생기고 참기름 대신 올리브오
일 넣어도 맛이 있다.

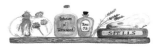

미역초무침

●준비할 재료 ●

미역 국그릇 1가득, 양파 1/2개, 매운고추 1개, 소금 1꼬집
[양념 재료] 고추장 2큰술, 고추가루 1큰술, 식초 3큰술, 설탕 1큰술, 매실 1큰술, 간장 1큰술, 참기름 1큰술, 다진마늘 1/2티스푼, 깨 1큰술

● 조리순서Steps ●

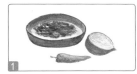

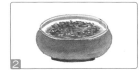

3

1큰술, 다진마늘 티스푼, 깨 1큰술을 넣어서 섞어준다.

1

미역을 15분 정도 물에 불려준다. 양파 반개와 매운고추 1개도를 준비해 준다.

2

양념장을 만들어준다.
고추장 2큰술, 고추가루 1큰술, 식초 3큰술, 설탕 1큰술, 매실 1큰술, 간장 1큰술, 참기름

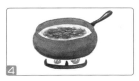

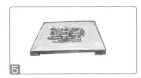

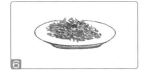

4

불린 미역을 소금을 넣고 끓는 물에 30초 정도 데쳐준다.

5

30초간 데쳐 준 미역은 차가운 물에 깨끗하게 씻어준 후 물기를 짜준 다음 먹기 좋은 크기로 잘라준다.

6

볼에 미역과 양파, 고추를 넣고 영념장으로 무쳐주면 된다.

Tips 새콤달콤하니 입맛 없으신 분들께 입맛 돋우기에 딱 좋다.

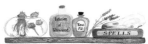

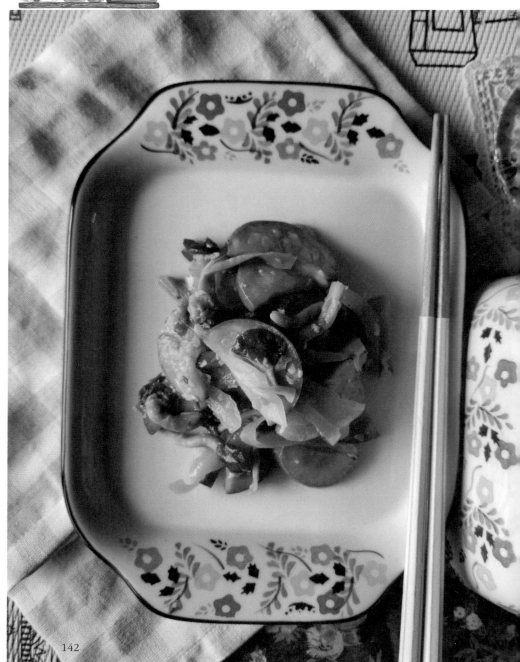

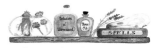

애호박버섯볶음

● 준비할 재료 ●

애호박 1/2개, 양파 1/2개, 느타리버섯 1줌, 식용유
[양념재료] 들기름 1/2큰술, 다진마늘 1큰술, 간장 1큰술, 소금 약간, 참깨 약간

● 조리순서Steps ●

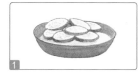

1
호박은 소금을 살짝 넣고 물기가 생길 때까지 절여준다.

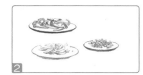

2
양파는 채 썰고, 느타리버섯은 잘게 찢어주고 고추는 송송 썰어 준비한다.

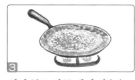

3
약한 불로 달군 팬에 식용유 1큰술, 들기름 반 큰술을 넣고 다진 마늘을 넣어 향을 내준다.

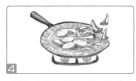

4
절인 애호박과 양파를 볶아준다. 5.호박이 익어갈 때쯤 버섯을 넣고 볶아준다.

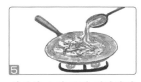

5
버섯의 숨이 죽기 시작하면 고추, 간장 1큰술을 넣어 간이 배도록 볶아준다.

6
마무리로 깨를 넣어주면 완성된다.

Tips 표고버섯이랑 당근 추가 해도 맛있다.

143

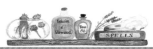

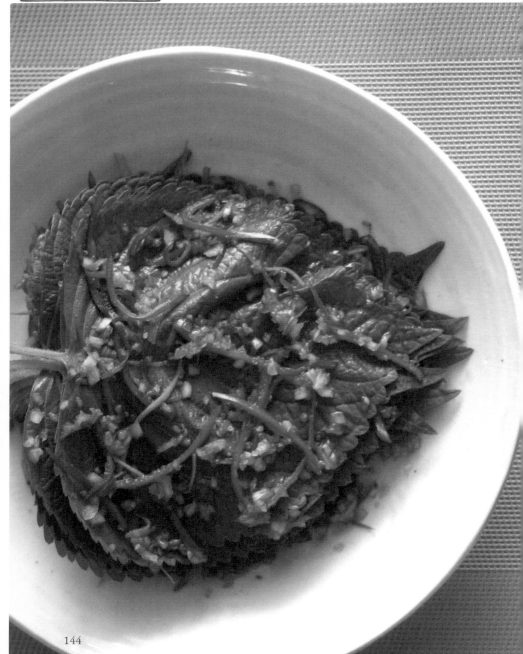

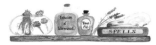

깻잎김치

깻잎 50장정도, 당근 약간, 양파 1개, 풋고추 3개, 홍고추 3개
[양념장 재료] 간장 5숟가락, 매실 액 1숟가락, 맑은 젓국 1숟가락, 설탕 1/2숟가락, 다진마늘 1/2숟가락, 들기름 1숟가락,
　　　　　　　갈아놓은 깨 1숟가락

●조리순서Steps●

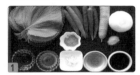

재료를 준비한다. 깻잎은 깨
끗이 씻어 물에 10분정도 담가
놓는다.

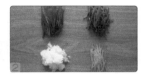

당근은 채 썰고, 양파는 다져
주고, 고추는 반으로 잘라 씨
를 털어내고 채 썰어 준다.

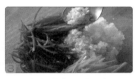

준비된 양념장을 넣는다.

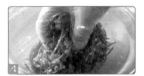

준비된 양념들과 함께 잘 버
무려 준다.

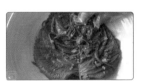

깨끗이 씻은 깻잎을 한 장 한
장 양념을 발라서 재어놓으신
다음 깻잎 숨이 죽으면 드시
면 된다.

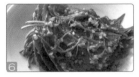

그릇에 담아내면 된다.

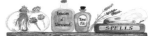

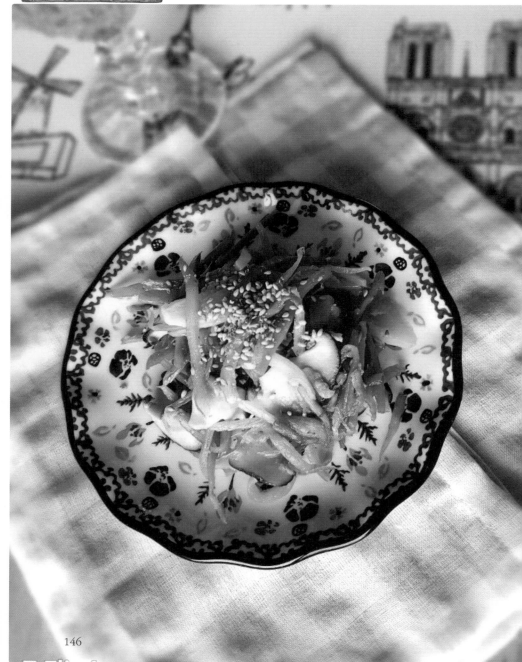

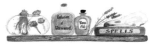

우엉 당근 볶음

우엉 150g, 당근 100g
[양념재료] 오일 1큰술, 참기름 1큰술, 물 4큰술, 간장 1.5큰술, 미림 1.5큰술, 설탕 2티스푼

●조리순서Steps●

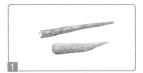

1

우엉과 당근을 깨끗히 씻어 껍질을 까준다.

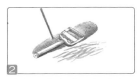

2

채칼로 얇게 당근을 채쳐준다. 당근 중앙에 젓가락을 끼워서 잡고 하면 손도 안다치고 편하다.

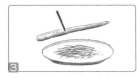

3

우엉도 중앙에 젓가락을 꽂아 채칼로 얇게 채쳐준다.

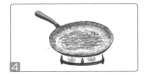

4

팬에 참기름 1큰술, 오일1큰술, 물을 4큰술을 넣고 끓어오르면 우엉과 당근을 한번에 넣고 볶아준다.

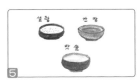

5

채소 숨이 살짝 죽으면 설탕2티스푼, 간장 1.5큰술, 맛술 1.5큰술을 넣어 골고루 간이 베이게 볶아준다.

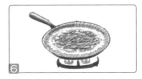

6

양념이 자박한 상태에서 완전히 졸아들 때까지 쎈 불에 볶아준다.

7 다 볶아지면 통깨를 솔솔 뿌려 주면 완성된다.

Tips 그대로 먹어도 맛이 있지만 김밥 재료로 사용해도 아주 좋다.

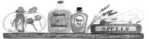

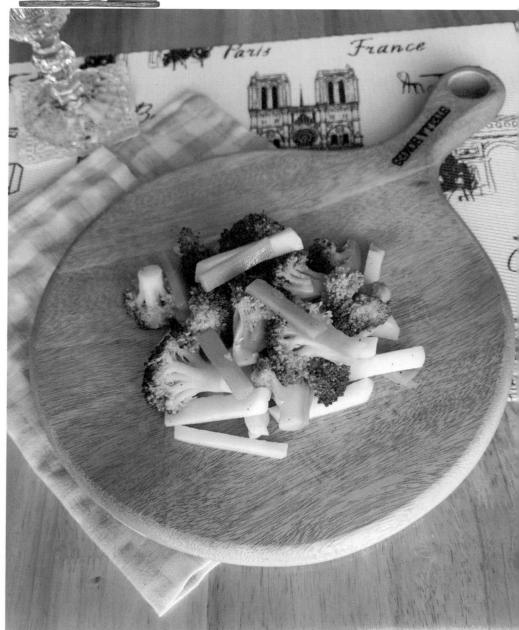

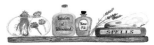

브로콜리 감자채볶음

●준비할 재료●

감자 2개, 브로콜리 1/2개, 소금, 후추, 올리브유, 참깨 약간

●조리순서 Steps●

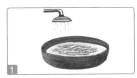

1

감자의 껍질을 깎아준다. 먹기 좋은 크기로 채를 만들어주고 찬물에 한번 헹구어 전분기를 없애준다.

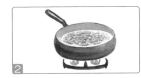

2

감자를 10분 정도 삶아준다. 삶아진 감자는 체에 건져 물기를 제거해 준다.

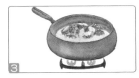

3

브로콜리도 한입크기로 손질할 뒤 15초 정도 살짝 데쳐준다.

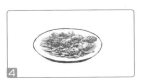

4

삶은 감자와 데친 브로콜리를 한곳에 담고 소금과 후추를 뿌리고 올리브유를 한 큰술 정도 둘러준다.

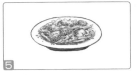

5

그릇에 담아 참깨를 뿌리면 완성된다.

Tips 당근을 넣어도 좋다.

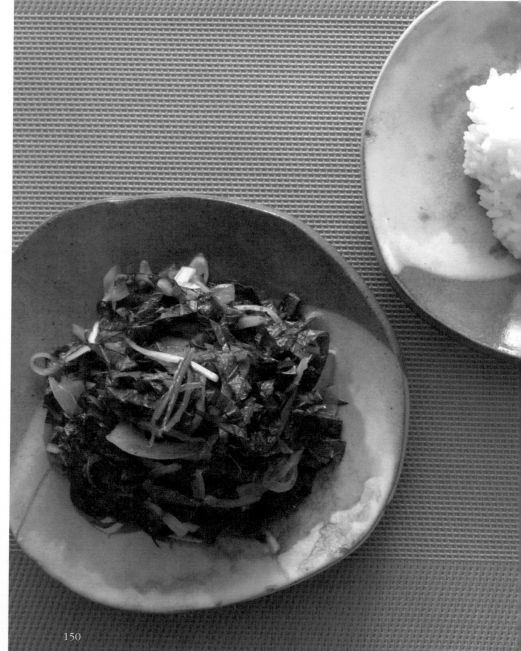

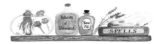

깻잎생채

깻잎 20장, 양파 1/2개, 생채 양념(고춧가루 1/2작은술, 소금 1/2작은술, 설탕 약간, 깨소금 2작은술, 참기름 1작은술)

●조리순서Steps●

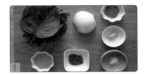

재료를 준비한다.

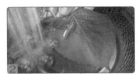

깻잎은 흐르는 물에 깨끗이 씻어 건져 물기를 뺀다.

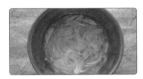

양파는 곱게 채 썬 뒤 헹궈 건져 매운맛을 뺀다.

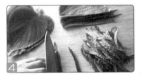

물기 뺀 깻잎을 가지런히 모아 반으로 자른 후 0.5cm 폭으로 썬다.

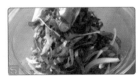

분량의 재료로 양념장을 만들어 양파와 깻잎을 넣고 살살 버무린다.

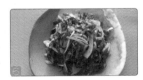

그릇에 담아내면 된다.

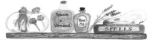

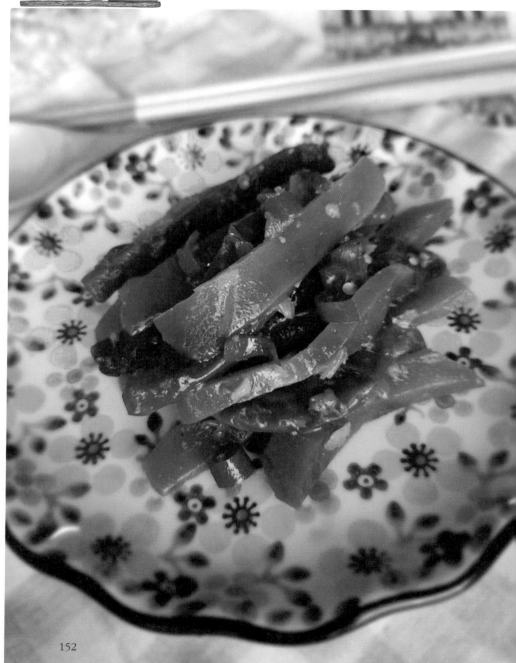

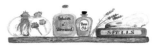

꽈리고추 곤약조림

●준비할 재료●

곤약150g, 꽈리고추150g
[양념재료] 다진마늘 1티스푼, 멸치가루 1큰술, 생강가루 반찻술, 맛술 1큰술반, 양조간장 2큰술, 후추 약간, 참기름 1티스푼, 통깨 1티스푼, 홍고추 조금, 대파줄기1/3대, 식용유 1티스푼, 물 1/3컵, 소금 1큰술, 식초 1티스푼, 물엿 2큰술

●조리순서Steps●

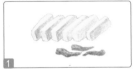

1 곤약은 원하는 모양으로 썰고 고추는 꼭지를 따놓는다.

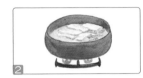

2 꽈리고추와 곤약은 소금물에 데쳐준다. 곤약을 데칠 때는 식초조금 넣어서 곤약의 고릿한 냄새를 제거한다.

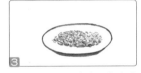

3 준비된 양념은 참기름과 통깨만 놔두고 모든 양념은 잘 섞어 놓는다. 곤약과 꽈리고추를 소금물에 데치기 때문에 간을 조금 적게 해야 짜지 않다.

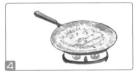

4 식용유를 두룰 팬에 곤약을 볶아주다가 만들어 놓은 양념 반 정도를 넣어 먼저 간을 들인다.

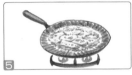

5 곤약에 간이 들면 데쳐놓은 꽈리고추도 넣고 나머지 양념을 모두 넣고 물 조금만 더 넣고 자글자글 조린다.

6 양념이 모두 졸이면 홍고추와 깨소금, 참기름을 넣고 마무리한다.

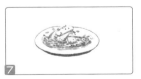

7 보기 좋게 담아내면 꽈리고추 곤약조림 만들기 완성이다.

Tips 탱글한 식감이 좋고 칼로리가 낮아 다이어트 식품으로 많이 섭취한다.

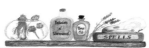

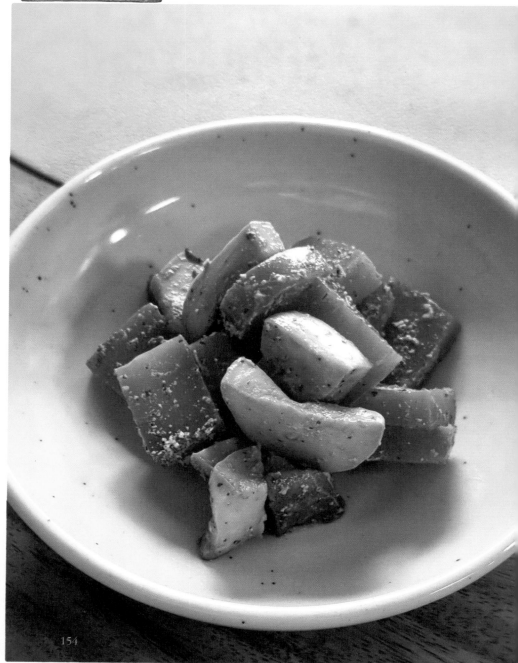

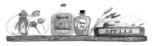

새송이버섯 곤약조림

●준비할 재료 ●

새송이버섯 300g, 곤약 255g
[양념재료] 들기름 1큰술, 간장 2큰술, 굴소스 1티스푼, 꿀 1큰술, 들깨가루 1큰술

●조리순서Steps ●

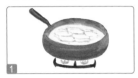

1
곤약은 먹기 좋은 크기로 썰어서 끓는 물에 식초 한 스푼 넣고 데쳐준다.

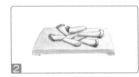

2
곤약 데치는 동안 새송이버섯을 씻어서 곤약과 비슷한 크기로 썰어준다.

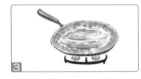

3
곤약이 데쳐지면 건져낸 후, 프라이팬에 곤약과 들깨가루를 뺀 나머지 양념재료를 강불에 모두 넣는다.

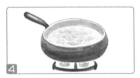

4
곤약에 색이 살짝 들기 시작하면서 바닥에 양념이 아직 남아있을 때 약불에서 요리를 한다.

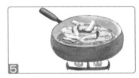

5
썰어둔 버섯을 넣고 불을 줄여함께 볶아준다.

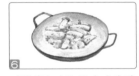

6
버섯에서 나온 물이 다시 날아가기 시작해서 적당히 촉촉한 상태가 되면 불을 끄고 들깨가루를 넣어 섞어주면 된다.

Tips 들깨가루를 넣기 전과 후의 맛이 천지차이다. 들깨가 없으면 참깨나 후추를 넣어도 된다.

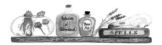

오이부추된장무침

●준비할 재료●

오이 1개, 부추 1줌(50그램)
[양념재료] 된장 1+1/2숟가락, 매실청 1숟가락(올리고당), 참기름 1숟가락, 다진마늘 1/2숟가락, 물 1/2숟가락, 통깨 1숟가락

●조리순서Steps●

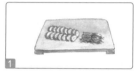

1. 오이는 머기 좋을 만큼의 두께로 썰고 부추는 적당히 썰어준다.

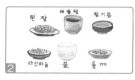

2. 볼에 양념재료를 모두 넣어 섞어준다.

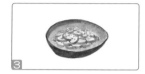

3. 양념재료를 넣은 볼에 오이를 넣어 무쳐준다.

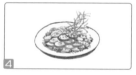

4. 부추는 마지막에 넣어 살살 섞어준다. 부추를 너무 팍팍 섞어주면 풋내가 나기 때문이다.

Tips 색다르게 먹고 싶을 때 하면 좋다.

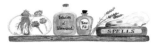

모듬쌈 채소샐러드

● 준비할 재료 ●

모듬쌈채소 4줌, 방울토마토 10개, 양파 채 약간, 귤 1개
[오리엔탈 드레싱] 진간장 2큰술, 설탕 2큰술, 식초 2큰술, 참기름 2큰술, 통깨 1/2큰술

● 조리순서Steps ●

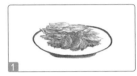

1

찬물에 식초를 2큰술 넣어주고 모듬쌈 채소들을 담가주었다가 서너 번 헹궈서 물기를 제거한다.

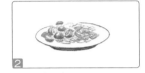

2

방울토마토, 양파, 귤 등을 세척하여 먹기 좋은 크기로 잘라준다. 귤은 반달썰기를 한다.

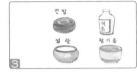

3

오리엔탈 드레싱이 없으면 간장, 식초, 설탕, 참기름을 1:1:1:1로 섞어 만들어 각 2큰술씩 넣어준다. 참깨 1/2큰술을 넣어준다.

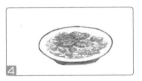

4

모듬쌈 채소와 양파 채, 방울토마토 등을 고루 섞어 접시에 담고 반달 썬 귤을 가장자리에 장식해주면 된다.

Tips 식이섬유가 풍부하고 아삭한 식감과 포만감까지 주고 귤이 없으면 감이나 오렌지, 다른 과일로 대처해도 맛이 있다.

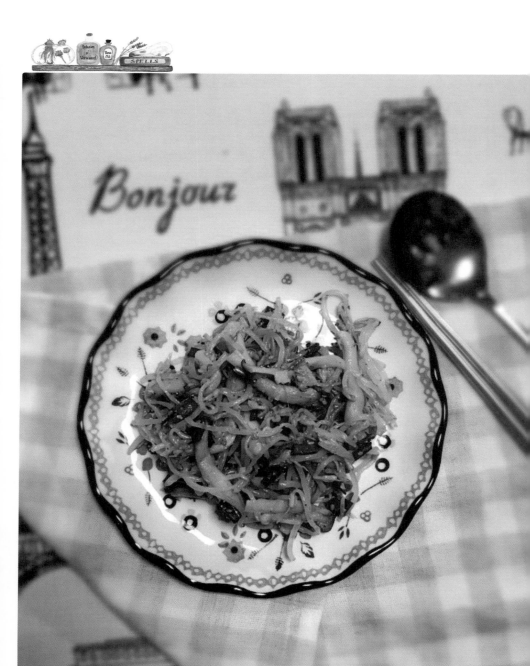

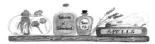

숙주느타리버섯무침

●준비할 재료●

숙주 2줌, 느타리버섯 1줌
[양념재료] 소고기다시다 1/2티스푼, 소금 1티스푼, 파 약간, 후추 약간, 통깨 약간, 참기름 약간

●조리순서Steps●

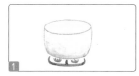

1 물을 끓인다.

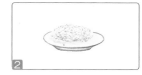

2 굵은 소금 조금 넣고 숙주를 데친다. 찬물에 깨끗이 씻어 꼭 짠다.

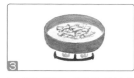

3 느타리버섯도 데친다. 찬물에 헹궈 꼭 짠다.

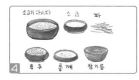

4 모든 양념을 넣는다.

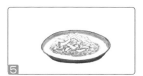

5 기호에 맞게 모자라는 간은 소금으로 하고 조물조물 무친다.
접시에 담아낸다.

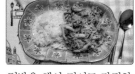

덮밥을 해서 먹어도 간편하다.

Tips 아삭거리는 숙주와 느타리의 만남이 환상적이다.

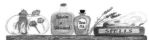

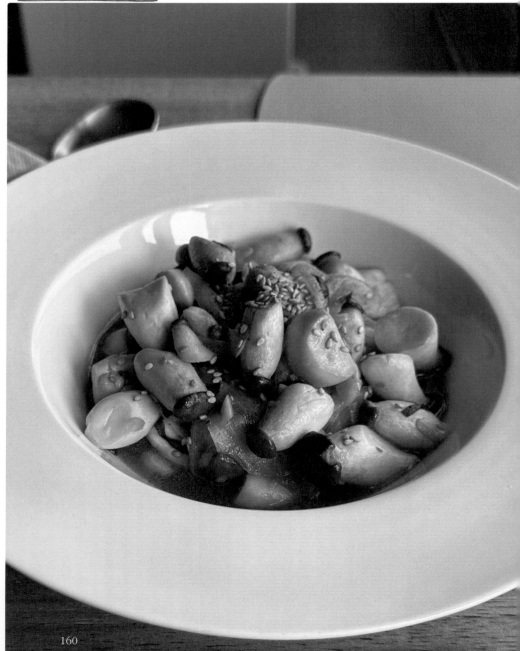

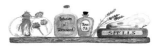

미니 새송이버섯볶음

미니 새송이버섯 300g(1봉지), 양파 1/4개, 쪽파 또는 부추 적당량
[양념재료] 다진 마늘 1숟가락, 굴 소스 1숟가락, 맛술 1숟가락, 식용유 1숟가락, 통깨 0.5숟가락, 후춧가루 적당량

●조리순서Steps●

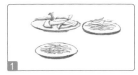

1 미니 새송이버섯 사이즈가 큼 지막하면 2등분 해주고 작은 사이즈는 그냥 사용하고 양파 는 채 썰고, 부추는 3cm 정도 길이로 썰어 준비해 준다.

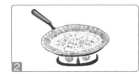

2 팬에 식용유을 두르고 다진 마늘을 넣고 달달 볶아준다.

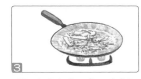

3 마늘향이 올라오면 준비해 놓 은 양파, 부추, 미니 새송이버 섯을 모두 넣고

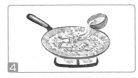

4 양념재료인 굴 소스, 맛술을 넣고 센 불에서 대략 3분 정도 달달 볶아 준다.

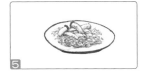

5 불의 세기를 중불로 줄여주고 참기름, 통깨, 후춧가루 적당 량을 넣어 고루 볶아준다.

6 부족한 간을 소금으로 해 주면 된다.

Tips 미니 새송이라 더 쫄깃하 게 씹히는 맛이 있다.

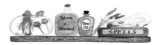

미역 된장국

●준비할 재료●

미역 15g, 두부 1/6모, 무 1.5cm
[양념재료] 다진마늘 1.5티스푼, 들기름 2티스푼, 된장 1.5티스푼

●조리순서Steps●

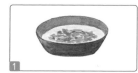

1 미역은 물에 불려준다.

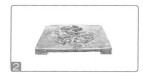

2 불린 미역을 흐르는 물에 씻은 뒤 물기를 꼭 짜고 먹기 좋은 크기로 썬다.

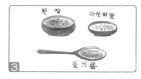

3 자른 미역을 넣고 된장 1.5티스푼, 다진마늘 1.5티스푼, 들기름 1티스푼을 넣고 버무린다.(들기름은 준비한 2티스푼중 먼저 1티스푼만 사용한다)

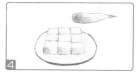

4 미역을 잠시 버무려두는 동안 무와 두부를 납작 네모나게 썰어준다.

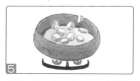

5 냄비에 들기름을 두르고 약불에 무를 넣어 살살 볶아준다.(남은 들기름 1티스푼은 이 때 사용한다)

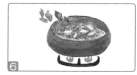

6 무가 익으면 버무려 둔 미역을 넣고 같이 볶는다.

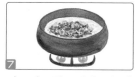

7 어느 정도 볶고 나면 물을 재료가 살짝 잠길 정도만 부어 중불로 올려 팔팔 끓여준다.

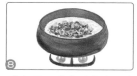

8 팔팔 끓고 나면 이번에는 재료가 완전히 잠길 정도로 물을 넣고 두부를 넣어 끓여주면 된다.

Tips 미역은 칼슘이 풍부해 뼈를 튼튼하게 하고 식이섬유가 풍부하다.

Chapter

08

뱃살에서
벗어나 보자!

식단조절로 뱃살에서 벗어날 수가 있다

and
Answer
식단조절로 복부비만에서 탈출하려면 소식이나 다이어트용 식단을 선택하면 효과를 볼 수 있다. 하지만 단순한 탄수화물이 함유된 음식섭취는 비만을 더더욱 악화시키는 역할만 할 뿐이다. 다시 말해 탄수화물, 즉 당분과 지방이 많은 음식을 섭취하면 인슐린수치가 갑자기 높아져 칼로리가 지방으로 바뀌게 되는데, 이런 진행과정을 통해 뱃살이 점점 늘어나는 것이다. 따라서 탄수화물이 함유된 음식섭취를 최대한 줄이고 그 대신 야채, 과일을 비롯해 통째 그대로인 곡물섭취를 늘려주면 좋은 효과를 기대할 수 있다. 이와 함께 유산균 식품을 선택해 섭취한다면 장내의 나쁜 세균이 줄어들고 유익균이 늘어나게 되며 이와 동시에 운동을 가미해준다면 복부비만 탈출에 많은 도움이 된다.

이때 주의할 점은 칼로리만 떨어뜨리겠다는 일념보다 단백질이 균형있게 함유되어 있고 포만감까지 채워주는 음식을 선택해 식단을 짜면 된다. 즉 칼로리보다 포만감이 더 중요하다. 즉 칼로리가 높은 음식이라고 해도 포만감에 만족한다면, 더 이상 음식섭취를 하겠다는 맘이 사라지기 때문에 다이어트에 도움이 된다. 이와 반대로 칼로리는 높지만, 포만감에 만족하지 못해 식탐이 계속 발동된다면 다이어트에 실패할 가능성이 매우 높다.

 특히 다이어트 중일 때는 가능한 한 금주하는 것이 좋다. 자극되면서 일반적 식사습관보다 폭식에 가까운 식사를 하게 된다. 더구나 술과 곁들이는 안주도 다이어트에 문제가 된다. 술안주는 보통식단의 반찬 양보다 적지만 술의 쓴맛을 줄여주기 위해 맵고 짠 것들이 대부분이다. 또한 한국의 음주문화 자체도 문제가 많다. 대부분 1차에서 술자리가 끝나는 게 아니라 2차, 3차로 여러 술집을 거치면서 술자리가 길어지기 때문이다. 이렇게 되면 당연하게 폭식으로 연결될 수밖에 없다.

 하지만 사람들이 안주로 즐겨 먹는 삼겹살은 지방이 많아 복부비만을 초래할 수가 있지만, 상추와 곁들여 먹기 때문에 생각보다 심각하게 걱정할 필요가 없다. 이것은 일종의 좋은 음식궁합 때문이다. 어쨌든 삼겹살을 많이 먹어 비만이 초래되었다면 이것은 다른 이유 때문이다. 즉 쌈장, 탄산음료 등을 비롯해 술자리 끝물에 먹는 밥과 찌개 또는 냉면 등이 원이다. 한마디로 삼겹살 외의 많은 메뉴를 섭취했기 때문에 칼로리가 높아졌던 것이다. 만약 삼겹살만 섭취한다면 강도 높은 운동을 통해 비만을 예방할 수 있다. 예를 들면 운동을 꾸준하게 하는 사람들에게 공통점이 있다. 이들은 한결같이 삼겹살을 먹을 때 고기만 구워서 소금을 섞은 기름장에 찍어 상추와 함께 섭취하지만,

술은 절대로 곁들이지 않는다. 특히 다이어트 때문에 지나친 절식은 그 후유증으로 인해 탈모가 나타날 수 있어 천천히 꾸준하게 해야만 좋은 효과를 거둘 수 있다.

이밖에 강재헌 성균관대학교 강북삼성병원 가정의학과 교수는 논문을 통해 양식보다 한식이 복부비만 예방에 효과가 있다고 밝히고 있다. 즉 "밥 중심의 식사는 섬유소 함량이 많기 때문에 음식량에 비해 열량이 낮고 소화관에서 수분을 흡착해 부풀어 오른다. 즉 이런 포만감으로 배불리 먹어도 섭취되는 열량은 빵 중심의 서양식보다 낮다"고 했다.

운동으로 뱃살을 뺄 수가 있다

운동은 건강유지나 건강증진을 위해 일부러 몸을 움직이는 것을 말한다. 더구나 지방을 연소시키기 위한 최적의 움직임은 유산소 운동이다. 우리 몸이 움직일 때 필요한 에너지 재료는 탄수화물, 지방, 단백질 등이 있다. 하지만 재료가 한꺼번에 사용되는 것이 아니라 먼저 탄수화물부터 소모되면서 그 다음은 지방이고 최종적으로 단백질이 소모된다. 그렇기 때문에 공복상태에서 강도가 낮은 유산소 운동이 효과적이다. 현대인들의 보편적인 일일 타임 테이블은 아침 일찍 기상해서 아침운동을 하거나, 저녁식사 후 취침 전에 운동을 하는데, 이때 수행하는 운동들이 복부비만에 가장 효과가 있다. 사실 먹고 운동으로 줄일 수 있는 칼로리는 한계가 있기 때문에 조급함부터 버리고 그 대신 한 달에 0.5~1kg정도를 감량목표로 정하는 것이 적절하다.

하지만 아무런 계획 없이 무작정 걷기로 뱃살을 빼는 경우가 있는데, 이것은 1일 10km씩 몇 달을 걸어서 15kg이 빠졌다는 것을 의미한다. 또한 증강현실 모바일 게임을 하면서 1일 2만 보씩 걸어 살을 빼는 경우도 있다. 하지만 연령에 따라 거리가 다를 수도 있고 걷는 걸음수도 다를 수 있지만, 어쨌든 걷는 것만으로는 운동효과가 낮아 오래 걸어야 하는 단점을 가지고 있다. 더구나 1일 10km를 도보목표로 할 때 걸리는 시간이 약 2시간30분 정도가 소요되기 때문에 직장생활을 하는 사람들에겐 실천하기가 어렵다. 그래서 자신에게 절적한 운동량을 목표로 해야만 실천이 가능하다. 또한 운동량을 걷기에만 맞춘다면 체력엔 부담이 없겠지만, 다른 부위에 무리가 나타날 것이 분명하다. 즉 매일 걷는다고 가정할 때 가장 먼저 무릎에 무리가 올 것이고 그 다음이 발바닥으로 걸으면서 쌓인 하중 때문에 족적근막염이 유발될 수도 있다. 따라서 이런 것들로 인해 한동안 걷지 못하는 경우가 나타날 수 있기 때문에 적절하게 조절하면서 진행해야만 한다.

한마디로 뱃살다이어트는 적절한 식단조절과 유산소 운동을 병행하고 느긋한 마음을 가진다면 좋은 효과를 얻게 될 것이다. 만약 비용과 시간적 여유가 있다면 1달 정도 몸을 적응시키는 훈련을 위해 PT전문가에게 의뢰하는 것도 좋은 방법이다.

만약 체력과 신체가 허약하거나 몸치일 때는 운동을 중심으로 하는 다이어트는 매우 어렵고 비만이 더해질수록 운동량은 감소할 수밖에 없다. 이에 따라 단백질이 풍부한 식품과 탄수화물과 지방이 매우 적은 식품으로 기본식단을 유지한다. 이와 함께 매일 1만보씩 3~4개월 동안 걷기나 산책을 한다면 분명 다이어트에 성공할 것이다.

우울증에 식탐으로 해결하는 방법으론 살이 찌지 않고 부피만 있는 우뭇가사리, 채소 등으로 배를 채워 포만감에 이르는 습관을 길러야 한다. 또한 지방축적이 부족해지면 스트레스를 받고 잠이 많아지거나 또는 부족해진다. 따라서 규칙적으로 충분한 수면을 취하고 스트레스를 받지 말아야 한다. 만약 스트레스를 받을 때는 마음을 잘 다스려 억제하는 습관을 길러야 한다.

이밖에 피하지방과 달리 지방조직은 조직 속에 혈관이 많기 때문에 운동으로 지방을 쉽게 제가할 수 있다. 예를 들면 15층 아파트나 고층 건물에 근무할 때 승강기보다 계단을 이용하고 자전거 타기를 습관화하면 좋다. 또한 간편한 운동인 팔굽혀펴기 등을 집에서 자주 습관화하면 효과를 볼 수 있다. 더 적극적인 운동 방법으로는 일반인들도 운동을 쉽게 할 수 있는 홈 트레이닝이 있다. 이 훈련을 플레이 스토어나 웹 스토어에서 자신이 좋아하는 관련 운동 웹을 다운받아 활용하면 된다.

뱃살을 빼는 복합적인 방법

and Answer 뱃살(복부비만)의 유형을 보면 두 가지가 있다. 첫째 배의 위쪽이 볼록한 경우와 둘째 배의 아래쪽이 볼록한 경우이다. 하지만 이 두 가지 모두 똑같은 원인에서 비롯된 것은 아니며 각기 다른 원인들일 수도 있다. 다시 말해 위쪽 뱃살과 아래쪽 뱃살은 각기 다르게 봐야한다. 결론적으로 그에 대한 대처방법도 각각 다르다.

뱃살을 빼기 위한 방법으로 무조건 뛰는 것이 좋다는 것은 오로지 신체를 혹사시키는 꼴만 연출될 뿐이다. 즉 뱃살 빼기를 경험한 사람들의 공통적인 견해를 들어보면 죽어라 뛰면서 땀을 뻘뻘 흘리지만 생각만큼 뱃살이 빠지지 않는다는 것이다. 이에 대한 전문가들의 견해는 탄수화물의 섭취를 줄이고 저지방 식품으로 배를 채워줌과 동시에 가벼운 유산소 운동을 곁들이는 것이 뱃살다이어트에 효과적이라고 한다. 만약 가벼운 유산소 운동 대신 강도 높은 유산소 운동이 뱃살다이어트에 훨씬 좋을 것이라는 막연한 인식은 오히려 신체적 무리만 가져올 뿐이다.

물론 운동이나 식단요법을 제외한 물리적인 방법으로 지방흡입수술이 존재하고 있다. 하지만 이런 물리적인 수술방법은 부작용을 초래할 수 있기 때문에 신중하게 접근해야만 한다. 또한 한때 TV광고를 통해 다이어트 보정용 옷들이 등장하면서 눈길을 끈 적도 있다. 만약 급하게 뱃살다이어트가 필요하다면 한번쯤 사용해보는 것도 괜찮지만 효과는 그다지 크지 않다. 그리고 이 보정용 옷은 복부를 너무 죄여주기 때문에 호흡곤란이 나타날 수도 있다는 후기들도 있다.

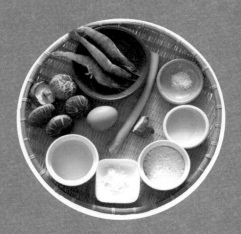

먹고 싶은 만큼 먹으면서
뱃살을 빼주는
50kcal 내외의 레시피
21

탄수화물은 조금이라도 먹어야 하며 기존의 절반으로 줄이는 것이 좋다.

참고로 현미밥 1인분 (120 g)
열량 145 kcal(탄수화물 44,80g 단백질 3,90g 지방 0,30g)

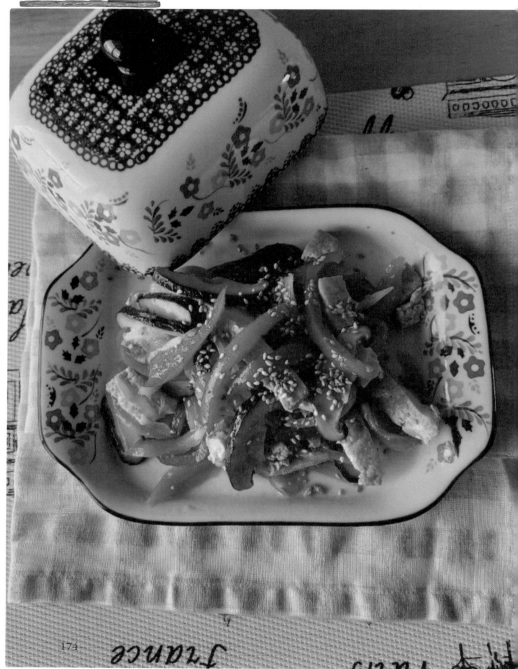

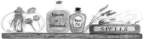

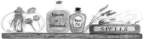

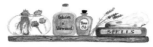

두부잡채

●준비할 재료 ●

두부 1/2모, 파프리카 1개, 표고버섯 2개, 양파 1/2개
[양념재료] 진간장 2큰술, 올리고당 1큰술, 참기름 1큰술, 통깨, 소금, 후추

● 조리순서 Steps ●

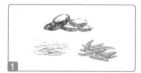

1
표고버섯과 양파, 파프리카를
먹기좋게 채썰어준다. 너무
얇지 않게 적당한 두께로 썬
다.

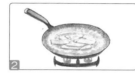

2
두부는 키친타올 등으로 수분
을 제거해주고 세로로 길게
썰어서 팬에 기름을 살짝 두
르고 노릇한 색감이 나도록
구워준다.

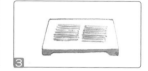

3
두부가 노릇하고 겉면이 살짝
단단하게 구워지면 꺼내서 세
로로 길게 잘라준다.

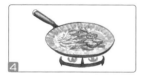

4
팬에 손질해둔 채소들을 소금
한꼬집을 넣고 골고루 볶아준
다.

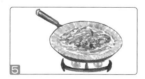

5
채소가 살짝 숨이 죽고 노릇
해지면 썰어둔 두부와 진간장
2큰술, 올리고당 1큰술을 넣
고 조리듯 한번 더 볶아주고
마지막으로 참기름 1큰술과
통깨를 뿌려주시면 아삭 쫄깃
한 두부 잡채 완성이다.

Tips 다이어트와 영양 만점이
다. 청홍고추 대신 피망이
나 파프리카를 넣어도 된
다.

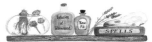

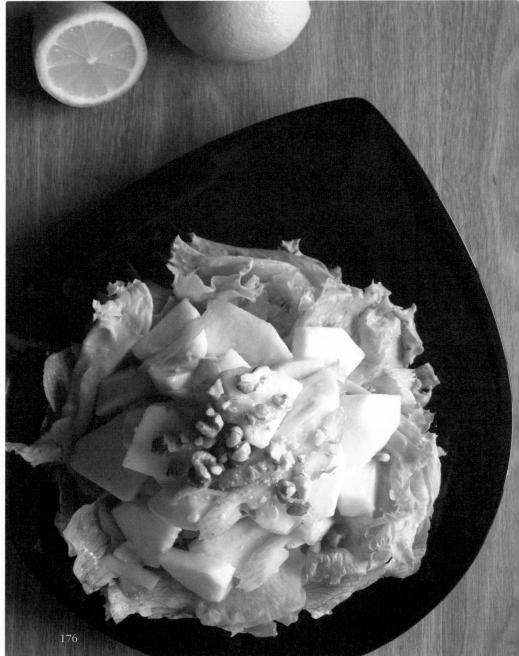

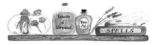

사과 양상추 호두 샐러드

●준비할 재료●

사과 2개, 샐러리 50g, 양상추100g, 호두 적당량
[소스재료] 요구르트 적당량, 레몬1/3개, 케첩 적당량, 마요네즈 적당량, 소금약간

●조리순서Steps●

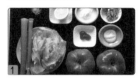

재료를 준비 한다.

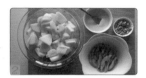

사과는 껍질째 깨끗하게 씻어서 1cm주사위 모양으로 썰어준다.

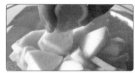

썬 사과에 레몬을 즙내서 뿌려준다.

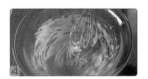

샐러리는 적당한 크기로 자르고 소스를 만들어 준비 한다.(취향에 따라 시판용 드레싱을 구입하여 사용하면 좋다)

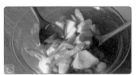

볼에 준비한 재료를 다 넣고 버무린다.

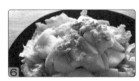

접시에 양상추를 밑에 깔고 버무린 사과샐러리를 얹고 호두를 위에 놓는다.

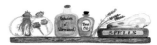

부추 계란국

●준비할 재료●

계란 3개, 육수 500㎖, 부추 20g
[양념재료] 액젓 2큰술, 간 마늘 2/3스푼, 소금 1/2작은 스푼

●조리순서Steps●

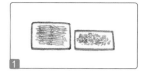

1 부추는 4cm 길이로 자르고 청양고추는 송송 썰어서 준비해 준다.

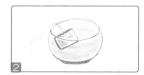

2 티백에 무와 멸치 한 줌을 추가해서 육수를 미리 만들어 놓는다.

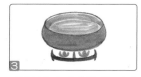

3 만들어 놓은 육수를 500㎖에 액젓 2큰술을 넣고 끓어오르면 간을 보고 소금을 넣는다.

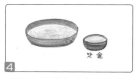

4 계란도 풀어서 비린내 제거를 위해 맛술 한 스푼도 넣고 계란을 준비해 주준다.

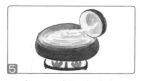

5 국이 끓고 있을 때 저어놓은 계란을 원을 그리듯이 넣어준다.

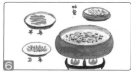

6 썰어놓은 부추와 청양고추도 넣고 마늘도 2/3 스푼도 넣고 간을 맞추어서 한소끔만 끓여주면 된다.

Tips 각종 무기질과 비타민을 풍부하게 함유하고 있다.
육수는 미리 끓여서 준비하고 국이 끓고 있을 때 저어놓은
계란물을 원을 그리듯이 넣은 후 바로 젓지 않는다.

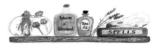

닭가슴살 시금치샐러드

●준비할 재료●

훈제 닭가슴살 100g, 오렌지 1개, 시금치 2줌, 오리엔탈 드레싱 3큰술

●조리순서Steps●

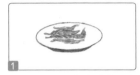

1 시금치는 깨끗하게 씻어 물기를 빼준다.

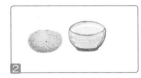

2 오렌지는 껍질을 까 과육만 발라낸다.

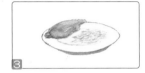

3 훈제 닭가슴살은 결대로 찢어준다.

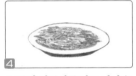

4 그릇에 시금치를 깔고 닭가슴살을 올려놓는다.

5 오렌지도 보기 좋게 담아내고 오리엔탈 드레싱을 살짝 곁들이면 된다.

Tips 다이어트 식단에 빠질 수 없는 닭가슴살이다. 오렌지는 감기예방과 피부미용에 좋고 오렌지의 비타민C가 시금치의 철분 흡수를 도와준다.

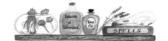

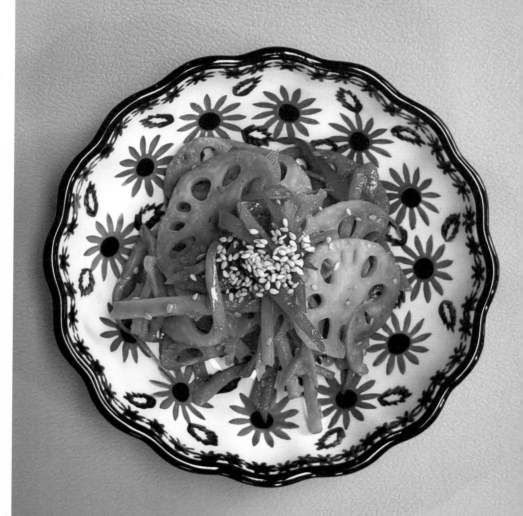

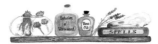

뿌리채소볶음

(1인분 50kcal/지질 1.2g/염분 0.8g/식이섬유 4.2g/콜레스테롤 0mg)

●준비할 재료●

연근 1개, 우엉 1대, 당근 1/2개, 홍고추 1개, 식초 1큰술, 참기름 1큰술, 통깨 약간, 식용유 약간
[양념재료] 맛술 3큰술, 간장 2큰술, 설탕 1큰술, 올리고당 1큰술

●조리순서Steps●

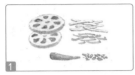

1

연근은 껍질을 벗기고 난 후 동그란 모양으로 얇게 썰어주고 우엉, 당근은 필러로 껍질을 벗기고 적당한 크기로 길이로 채 썰어준다. 홍고추도 비슷한 크기로 채 썰어준다.

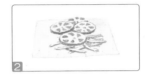

2

찬물에 식초를 넣고 연근, 우엉을 담갔다가 키친타월로 수분을 제거해준다.

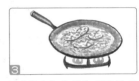

3

(연근이나 우엉을 식초물에 10분간 담갔다가 조리하면 색이 검게 변하는 것을 막아주고 아린 맛을 제거할 수 있다)

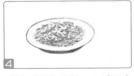

4

팬에 식용유를 두르고 연근과 우엉을 볶아준다. 반쯤 익었을 때 당근, 홍고추, 양념 재료를 넣어서 볶다가 참기름과 통깨를 뿌려 마무리해주면 된다.

5 완성된 요리를 그릇에 담아 내어준다.

Tips 뿌리채소는 겨울철 보약이다. 신경을 안정시켜 불면증을 완화해준다. 신장 기능을 향상시켜 이뇨 작용을 돕고 변비 예방과 다이어트에 효과적이다.

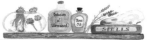

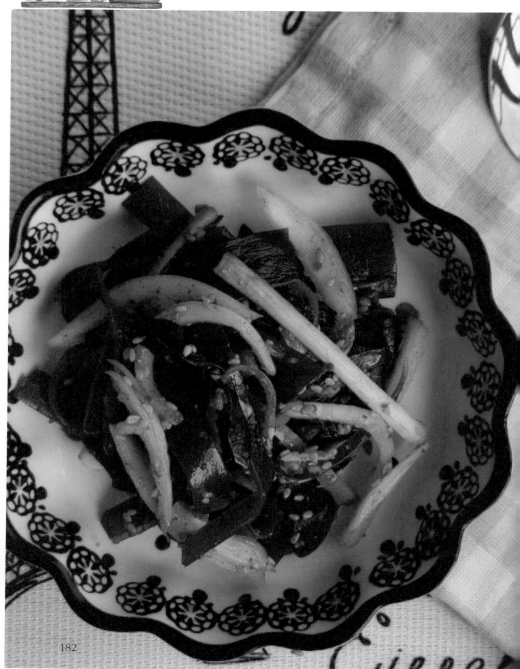

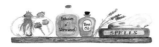

다시마채 무침

●준비할 재료●

다시마 200g, 쪽파 3줄, 홍고추 1개, 양파 1/4개
액젓 2, 매실청 1스푼, 설탕 1/2스푼, 고춧가루 1스푼, 식초 3스푼, 통깨 1스푼, 다진마늘 1/2스푼, 참기름 1스푼

●조리순서|Steps●

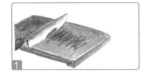

1 다시마를 먹기 좋게 채 썬다.

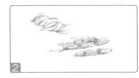

2 양파 1/4개를 얇게 채 썰고 쪽파 3줄을 다시마의 길이와 비슷하게 썰어 준비한다.

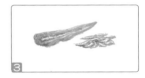

3 홍고추를 옆으로 길게 어슷썰기한다.

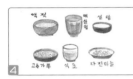

4 썰어놓은 다시마채와 양파, 홍고추, 쪽파위에 액젓 2, 매실청 1스푼, 설탕 1/2스푼, 고춧가루 1스푼, 식초 3스푼, 다진마늘 1/2스푼을 모두 넣는다.

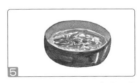

5 모든 재료를 조물조물 잘 버무려준다.

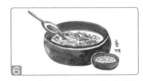

6 맛을 한 번 보고 부족한 간이나 맛을 더 보충해 준다.

7 간이 잘 맞으면 마지막으로 참기름과 통깨를 각 1스푼씩 뿌려서 마무리 해준다.

Tips

굴소스를 좋아하면 간장 1
스푼, 굴소스 1스푼를 넣
어도 좋다.

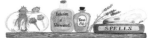

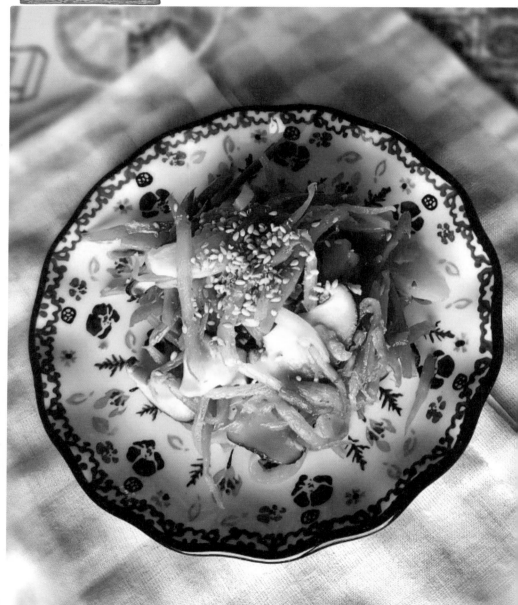

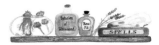

당근우엉잡채

(1인분 57kcal/지질 2.0g/염분 0.5g/식이섬유 2.5g/콜레스테롤 0mg)

●준비할 재료●

당근 1/2개, 양파 1/2개, 우엉 1뿌리, 불린 표고버섯 3장, 다진 마늘 1티스푼, 참기름 1큰술, 소금, 설탕, 후춧가루, 올리브오일 약간
[양념재료] 간장 1+1/2큰술, 청주 1큰술, 쌀물엿 1큰술, 간장 1티스푼, 참기름 1티스푼, 깨소금 1티스푼

●조리순서Steps●

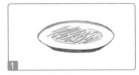

1. 당근은 껍질을 벗기고 얇게 썰어 곱게 채 썬다. 채 썬 당근 은 찬물에 헹궈 건져 싱싱하 게 한다.

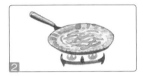

2. 팬에 올리브오일을 두르고 당 근을 볶다가 소금으로 간을 한 후 식힌다.

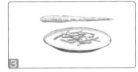

3. 우엉은 껍질을 벗겨 5cm 길이 로 토막 내어 곱게 채 썬 후 찬 물에 비벼 가면서 헹군다. 팬 에 기름을 두르고 우엉 양념 을 넣어 끓으면 우엉을 넣어 조린다.

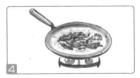

4. 표고버섯은 곱게 채 썰어 양 념에 조물조물 무쳐 팬에 살 짝 볶아낸다. 양파도 함께 볶 아낸다.

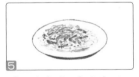

5. 넓은 볼에 당근과 우엉, 표고 버섯, 양파를 담고 다진 마늘 과 참기름, 소금, 설탕, 후춧가 루를 넣어 양념해서 접시에 담아낸다.

Tips 당근은 영양소가 뛰어나지만 당근만 먹는 것보다 단백질이 풍부한 육류나 비타민의 흡수를 돕는 양파, 항암효과가 뛰어난 표고버섯 등을 함께 먹으 면 영양이 훨씬 풍부해져 균형 잡힌 식생활을 할 수 있다.

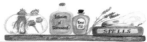
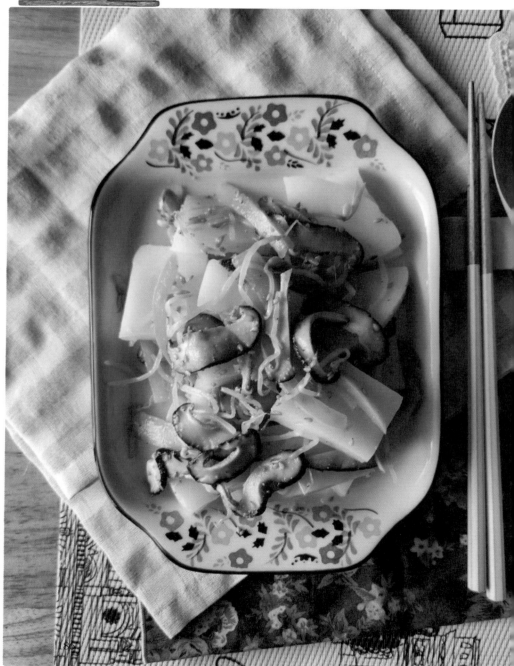

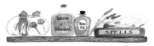

청포묵 무침

청포묵무침에는 100g 당 59칼로리, 5.2g의 지방, 2.9g의 단백질, 22.7g의 탄수화물

●준비할 재료●

청포묵 200g, 표고버섯 4개, 오이 1/2개, 숙주 50g,
[양념재료] 식용유 1/2큰술, 간장 1큰술, 설탕 1/2큰술, 통깨 약간, 참기름 1+1/2큰술, 소금 약간

●조리순서Steps●

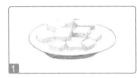

1 청포묵은 0.5cm 정도 두께로 길게 썰어 끓는 물에 살짝 데친 뒤 찬물에 헹궈 물기를 뺀다.

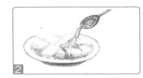

2 물기를 뺀 청포묵에 참기름 1/2티스푼과 소금 약간을 넣어 살살 버무린다.

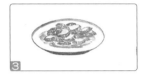

3 불린 표고버섯의 물기를 짜고 곱게 채 썰어 식용유 1/2큰술과 간장 1큰술, 설탕 1/2큰술을 넣어 무친다.

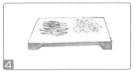

4 오이도 채 썰어 참기름 1/2티스푼과 소금 약간을 넣어 밑간한다.

5 숙주는 살짝 데쳐 찬물에 헹군 뒤 물기를 짜 참기름 1/2티스푼과 소금 약간을 넣어 무친다.

6 계란은 흰자와 노른자로 나눠 황백지단을 부친 뒤 식혀 곱게 채 썬다.

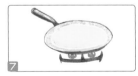

7 달군 팬에 오이와 표고버섯을 따로 볶은 뒤 접시에 담아 식힌다.

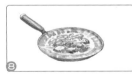

8 모든 재료를 한 데 담고 깨소금 약간과 참기름 약간을 넣어 살살 버무린다. 그릇에 담고 계란 지단을 올려 마무리한다.

Tips 칼로리 낮은 다이어트음식으로 자극적이지 않고 부드러운 맛과 알록달록한 색감이 식욕을 돋워 메인 요리에 대한 기대감을 한층 끌어올린다.

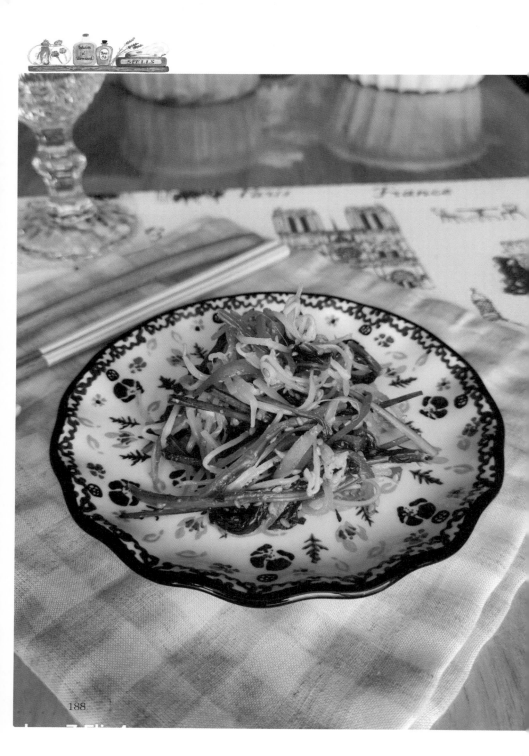

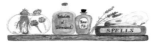

시금치 콩나물 무침

시금치 150g, 숙주 100g
[양념재료] 집간장 1/2티스푼, 다진파 1큰술, 다진마늘 1티스푼, 통깨 1티스푼, 참기름 약간

●조리순서Steps●

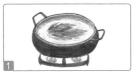

1 시금치 뿌리부분 자르고 물로 여러번 씻어서 끓는 물에 소금 조금 넣고 살짝 데친다.

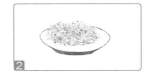

2 꺼내서 물에 헹구어 손으로 꾸욱 눌러 짜준다.
(너무 비틀어 짜지는 말 것)

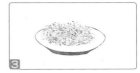

3 숙주는 씻어 데쳐서 찬물에 헹구어 물기를 뺀다.

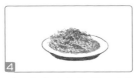

4 시금치, 숙주에 파, 마늘, 집간장 넣고 살살 버무린 후 통깨, 참기름으로 마무리 해준다.

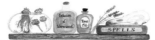

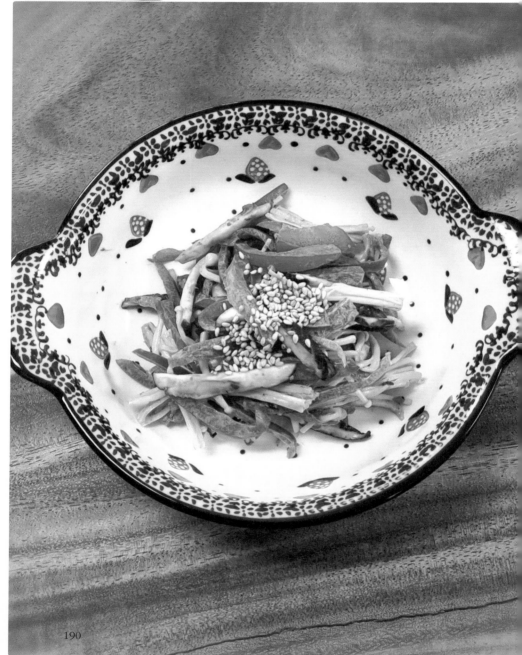

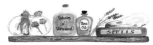

파프리카와 표고버섯, 팽이버섯 된장샐러드

(1인분 59kcal/지질 3.9g/염분 0.5g/식이섬유 2.1g/콜레스테롤 3mg)

●준비할 재료●

청피망 20g, 홍피망 20g, 소금 약간, 팽이버섯 20g, 표고버섯 10g
[양념재료] 된장 1/2티스푼, 간장 1/6티스푼, 마요네즈 1과 1/4티스푼, 겨자 약간

●조리순서Steps●

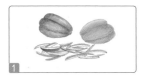

피망은 세로로 채썰고 소금으로 밑간한다.

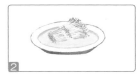

팽이버섯은 밑동을 잘라내고 반으로 썰고 데친다.

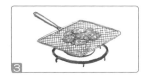

표고버섯은 밑동을 떼고 석쇠망이나 그릴에 굽고 채 썬다.

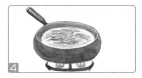

채 썬 피망을 살짝 데치고 물기를 짠다.

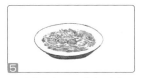

팽이버섯과 표고버섯, 피망을 준비한 양념 재료를 넣어 무치면 된다.

Tips 면역력 Up, 노화 방지에
좋은 50kcal 음식이다.

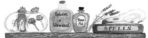

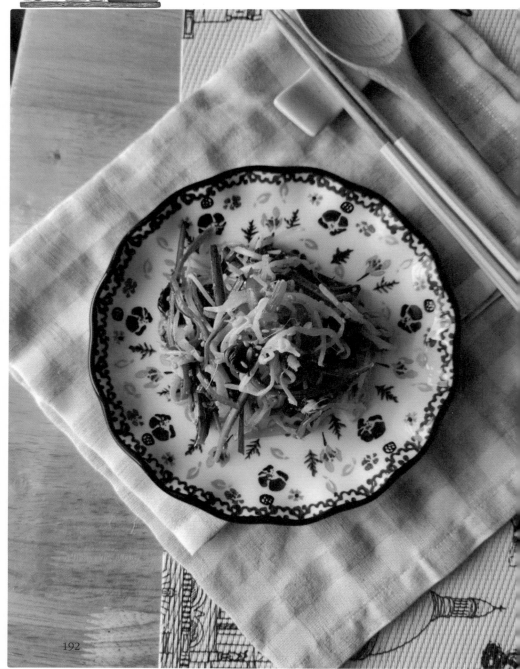

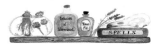

시금치 숙주 나물무침

(1인분 68kcal/지질 2.8g/염분 0.9g/식이섬유 3.6g/콜레스테롤 0mg)

●준비할 재료 ●

시금치 50g, 숙주 50g, 부추 25g, 당근 20g

[양념재료] 참기름 1/2티스푼, 설탕 1/2티스푼, 청주 1/2티스푼, 간장 1티스푼 식초 1티스푼, 깨소금 1/3티스푼, 홍고추) 약간

●조리순서 Steps ●

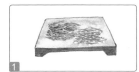

1 시금치는 3cm 길이로 썰고, 당근은 껍질을 벗기고 채 썬다.

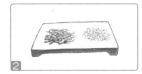

2 부추는 3cm 길이로 썰고 숙주는 씻어서 물기를 제거한다.

3 시금치는 소금 넣은 끓는 물에서 데쳐 찬물에 담가 식힌다.

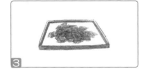

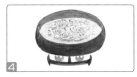

4 숙주나물은 끓는 물에 데친 후 물기를 제거한다.

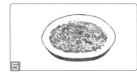

5 시금치 숙주, 당근, 부추를 섞어서 양념재료를 넣어 골고루 무친다.

6 그릇에 담아 깨소금 1/3티스푼, 홍고추(송송썬 것)를 뿌려서 먹으면 된다.

Tips 숙주나물은 96%의 수분으로 구성되어 있고 심이섬유가 매우 풍부하며 비타민 B2도 다량 함유되어 있어 다이어트에 좋고 숙주나물 안에는 비텍신과 플라보노이드가 세포의 노화를 방지해 주름을 예방해줄 수 있으며 피부탄력 회복에도 도움이 된다.

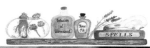

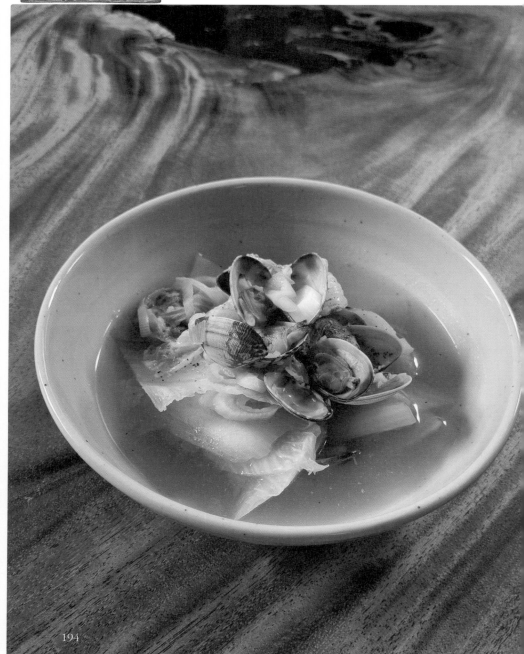

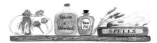

바지락 배춧국

● 준비할 재료 ●

알배추 150g, 바지락 25개정도, 멸치, 다시마육수 1L, 대파 1대
[양념재료] 소금 1티스푼, 후춧가루 약간, 포도씨유

● 조리순서Steps ●

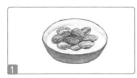

1
해감한 바지락은 멸치다시마 육수가 차가울 때부터 넣어준다. 육수가 따로 없다면 그냥 물도 상관없다.

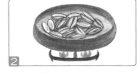

2
보글보글 육수가 끓으면서 조개가 입을 벌리면, 오래 끓이지 마시고 조개를 건지고 국물의 불순물은 버려준다.

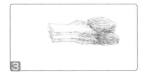

3
배추는 먹기 좋은 크기로 잘라준다.

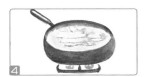

4
냄비에 포도씨유를 1티스푼 정도 두른 후 배추의 줄기부분부터 볶다가 줄기가 익어가면 잎파리부분을 넣고 볶아준다.

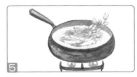

5
여기에 바지락 육수를 넣고 육수가 끓어 배추가 익었다 싶으면 건져놓은 바지락을 넣어준다.

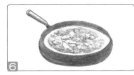

6
대파와 후춧가루를 넣은 뒤 한소끔 끓여주시면 시원한 바지락배춧국이 완성된다.

Tips 국물이 필요할 때 먹으면 제맛이다.

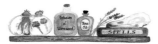

시금치 유부 된장국
(1인분 46kcal/지질 1.8g/염분 1.4g/식이섬유 1.9g/콜레스테롤 2mg)

시금치 150g, 유부 4장, 붉은 고추 1/2개
[양념재료] 다진 마늘 1큰술, 된장 2큰술, 멸치 국물 3컵, 소금(약간)

● 조리순서Steps ●

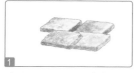

1 유부는 끓는 물을 살짝 끼얹어 표면의 기름을 뺀 후 1cm 폭으로 썬다.

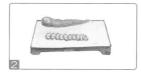

2 붉은 고추는 링 모양으로 썬다.

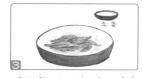

3 시금치는 소금을 넣고 살짝 데쳐 찬물에 헹군 뒤 4cm 길이로 썬다.

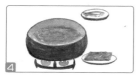

4 냄비에 멸치 국물을 넣고 끓으면 된장을 풀어 넣고 끓인다.(멸치국물은 찬물 5컵에 마른 멸치 10g과 다시마를 넣고 끓인다)

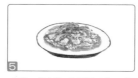

5 데친 시금치, 유부를 넣고 소금으로 간한 다음 붉은 고추를 올린다.

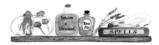

미역볶음
(1인분 48kcal/지질 3.9g/염분 1.1g/식이섬유 2.0g/콜레스테롤 0mg)

●준비할 재료 ●

마른미역 1주먹, 당근 1토막, 양파 1/2가, 파 1대
[양념재료] 간장 2숟가락, 올리브유 2숟가락, 마늘 3알, 들기름 1/2숟가락, 매실액 1숟가락

●조리순서Steps ●

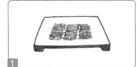 마른미역을 불려서 꽉 짜준 후 먹기좋은 크기로 썰어준 다.

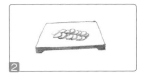 마늘은 슬라이스로 썰어주고

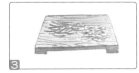 당근 채썰고 파도 썬다.

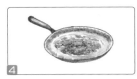 팬에 미역넣고 간장과 매실액 기스 넣어준다.

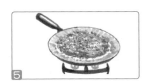 야채넣고 볶아주면 끝이다.

6 그릇에 담아 참깨를 마무리로 뿌리면 된다.

Tips 향미 채소의 매운 맛과 레몬즙의 신맛이 맛을 결정한다. 피시소스를 사용하면 에스닉한 향이 퍼져 미역도 신선하게 먹을 수 있다.

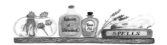

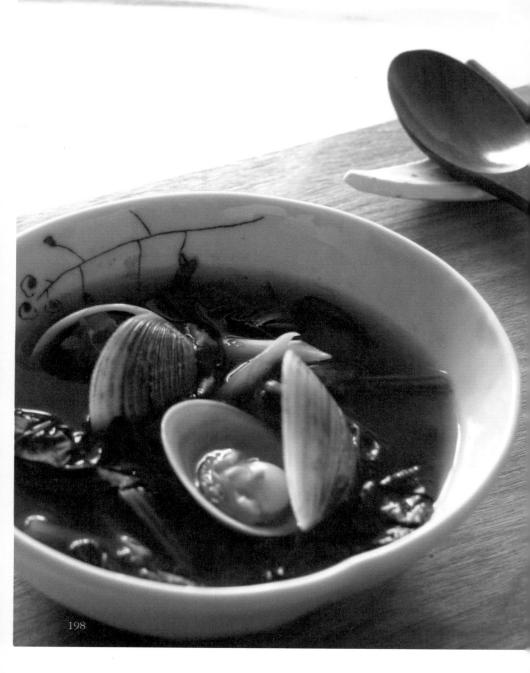

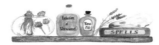

시금치된장국

●준비할 재료●

시금치 반단, 조개 10개 정도, 된장3큰술, 파1줄기, 물, 다진마늘 1큰술, 간장, 고춧가루

●조리순서Steps●

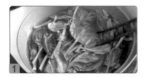

1. 시금치는 끓는 물에 30초만 데친다.(그 다음에 빼서 접시에 놓아둔다)

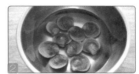

2. 조개는 진한 소금물에 넣어놔서 모래를 토하게 하시고 조갯살만 샀다면 깨끗하게 씻어준다.

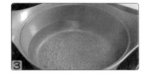

3. 파는 쪽파로 사고, 깨끗이 씻어서 어슷어슷하게 썰어 놓고 냄비에 물을 자작하게 붓고 물을 끓인다.

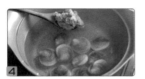

4. 물이 끓기 시작하면 조갯살을 넣고 약 30초간을 끓인 후 된장을 풀어주고 마늘을 넣어준다.

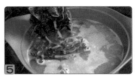

5. 마늘이 익으면 시금치를 넣는다.

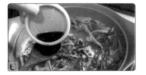

6. 시금치가 익을 때까지 조금 더 끓인 뒤 국간장으로 간을 봐 준다.

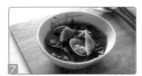

7. 고춧가루를 한 큰술 넣어서 다시 한 번 살짝 끓이면 완성된다.

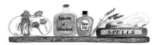

시금치콩나물된장국

●준비할 재료 ●

콩나물 1줌, 시금치 1줌, 육수 1.5L
[양념재료] 된장 1큰술, 고춧가루 1티스푼, 다진마늘 1티스푼

●조리순서Steps●

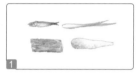

1

멸치, 대파, 다시마, 버섯, 무를 넣고 육수를 낸다.

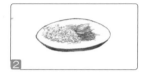

2

육수가 끓는 동안 콩나물과 시금치를 다듬어 깨끗이 씻어 건져둔다.

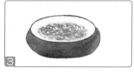

3

육수에 된장을 푼다.

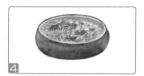

4

끓어 오르면 콩나물, 시금치를 넣는다.

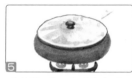

5

다진마늘과 고춧가루를 넣고 뚜껑을 닫아 끓이다가 끓기 시작하면 불을 중간이하불로 줄여서 끓여준다.

6 뚜껑을 덮고 10분정도 더 끓여주면 완성이다.

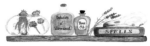

숙주미나리무침

숙주 150g, 미나리 25줄기
[양념재료] 까나리액젓 1.5큰술, 다진마늘 1큰술, 청, 홍 고추 조금, 참기름 살짝, 깨 한번

●조리순서Steps ●

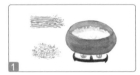

1 물이 끓어오르면 센 불에 미나리와 숙주를 반드시 45초만 데쳐준다.

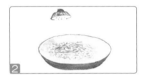

2 데친 미나리와 숙주를 물에 2~3번 헹궈준다.(미나리는 짜서 물기를 빼고 4등분 하고 숙주는 절대 짜면 안된다)

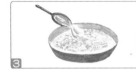

3 그릇에 숙주, 미나리, 까나리 액젓 1/2큰술을 넣어 밑간하고, 1~2번 뒤적거려준다.

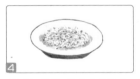

4 무침을 무칠 때 까나리액젓 1 큰술, 다진 마늘 1큰술, 청, 홍고추, 참기름 살짝 넣고 4~5번 버무린다.

5 마무리로 깨 톡해주면 완성이다.

Tips 해독 작용이 뛰어난 숙주와 미나리는 최강의 조합이다.

201

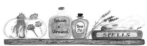

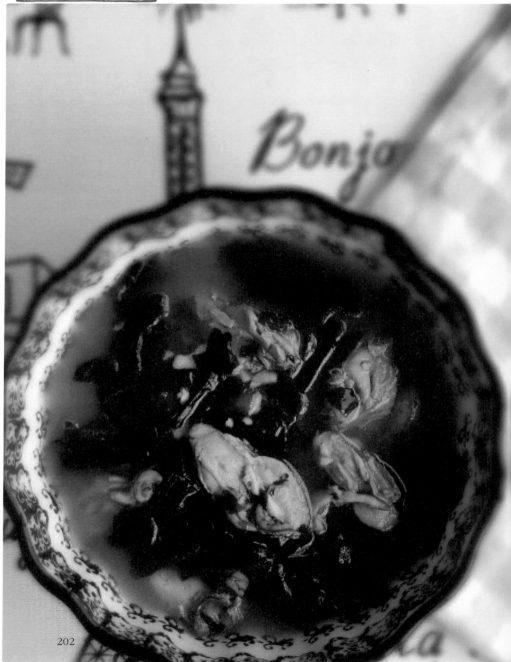

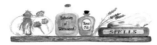

굴 미역국

●준비할 재료●

마른미역 1줌, 물 1500ml, 무즙 500ml, 생굴 반근 (200g), 마늘 3톨
[양념재료] 참기름 2큰술, 국간장 3큰술, 꽃소금 1/2큰술

●조리순서Steps●

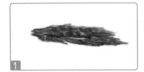

1 마른 미역을 준비한다. 찬물에 미역을 넣고 10~15분 정도 불리고 미역이 불려지면 찬물에 서너 번 씻어서 체에 밭쳐둔다.

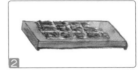

2 도마에 놓고 먹기 좋게 4~5등분한다.

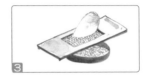

3 무를 도톰하게 한 토막 자른 후에 강판에 갈아서 무즙을 낸 후물 반 컵을 넣어 섞어준다.

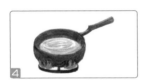

4 냄비를 달구고 참기름을 1~2큰술 정도 넣어준다.

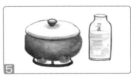

5 물기 뺀 미역을 참기름에 달달 볶다가 국간장 1큰술을 넣고 미역의 물기가 하나도 없어질 때까지 볶아준다. 그리고 나서 찬물 1,500ml 부어 뚜껑을 닫고 20분 정도 끓여준다.

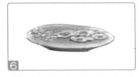

6 마늘과 굴을 넣고 넣어준 후 바로 젓지 마시고 1~2분 있다가 국자로 한번 저어준다.

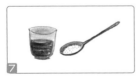

7 국간장 2큰술 추가로 넣고 소금을 반 큰술 정도 넣어 간을 맞춰주면 된다.

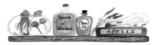

무말랭이 무침

(1인분 49kcal/지질 1.0g/염분 0.7g/식이섬유 1.6g/콜레스테롤 0mg)

●준비할 재료●

무말랭이 100g

[양념재료] 간장 3큰술, 고춧가루 3큰술, 멸치액젓, 올리고당 2큰술, 설탕 1큰술, 다진마늘 1+1/2큰술, 대파 1/2뿌리, 통깨 약간

●조리순서Steps●

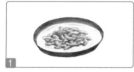

1 준비한 무말랭이에 찬물을 넣고 30분간 불려준다.

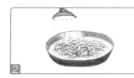

2 30분후 무말랭이가 통통하게 불어나면 찬물에 2~3번 헹구어 준 뒤 물기를 꽉 짜준다.

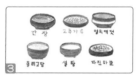

3 간장 3큰술, 고춧가루 3큰술, 멸치액젓 2큰술, 올리고당 2큰술, 설탕 1큰술, 다진마늘 1큰술반을 넣고 골고루 섞어서 무말랭이 양념장을 만들어 준다.

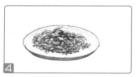

4 물기를 제거한 무말랭이에 0.5cm크기로 썰은 대파 반뿌리를 넣고 준비해놓은 양념장도 넣어준다.

5 양념장이 골고루 섞이도록 버무려 준 뒤 마지막으로 통깨 반 스푼을 넣고 한번 더 버무려 주면 완성된다.

Tips 무말랭이는 무의 영양과 감칠맛이 꽉 차있다. 고춧가루의 매운맛을 강조하여 무치면 신선한 맛을 느낄 수 있다.

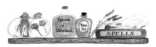

도토리묵무침

●준비할 재료 ●

도토리묵 1/2팩, 상추 6~7장, 깻잎 5장, 당근(색 내기용) 조금
[양념재료] 고춧가루 1.5큰술, 진간장 5큰술, 매실청 1큰술, 설탕 1큰술, 통깨 1큰술, 대파 1/3개, 청양고추(선택)

●조리순서Steps ●

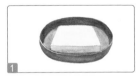

1

도토리묵을 끓는 물에 1-2분 정도 살짝 데쳐 꺼내준다.

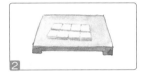

2

먹기 좋은 크기로 썰어준다. (묵칼을 이용하면 좋다)

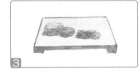

3

깨끗이 씻어 준 상추와 깻잎은 먹기 좋은 크기로 잘라주고 당근은 채 썰어 준비해준다.

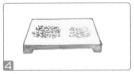

4

대파와 청양고추는 잘게 다져 준다.

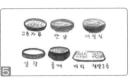

5

도토리묵무침 양념장을 만든다.
고춧가루 1.5 큰 술과 간장 5 큰 술, 매실청 1 큰 술, 설탕 1 큰 술, 통깨와 다져 놓은 대파와 청양고추 넣어 잘 섞어준다.

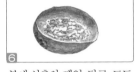

6

볼에 상추와 깻잎, 당근, 도토리묵을 넣어준다.

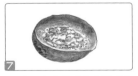

7

그리고 나서 양념장을 부어준 뒤 조심스레 버무려주기만 하면 완성된다.

Tips 다이어트음식으로 좋은 식품이다.

뱃살 배는데 꼭 피해야할 것들

체중이 늘면 누구나 당황하기 십상이다. 늘어난 체중을 되돌리겠다며 특단의 조치를 취하기도 한다. 다만 일시적 체중 증가에 대한 대책 중에선 오히려 더 큰 부작용을 낳을 수 있는 것도 있다. 뱃살(복부비만) 빼는 중에 체중이 일시 증가했을 때 피해야 할 행동들을 알아본다.

▲ 체중이 증가했다고 갑자기 식사 거르기를 하면 안된다.

체중이 늘어난 걸 인지한 직후 식사부터 거르는 사람들이 있다. 섭취 열량을 대폭 줄여 증가한 체중을 되돌린다는 취지다. 하지만 이같은 행동은 장기적으론 폭식 위험을 높여 되려 요요 위험 증가라는 부작용을 가져올 수 있다.

▲ 체중이 증가했다고 갑자기 과도한 운동을 하는것도 금물이다.

운동으로 소모할 수 있는 열량은 생각보다 많지 않다. 다이어트에서 운동과 함께 식단 조절이 빠지지 않고 강조되는 이유다. 따라서 일시 증가한 체중을 줄인다며 운동량을 과도하게 늘리는 건 부상 위험을 높일 뿐, 다이어트엔 이렇다할 도움이 되지 못할 가능성이 크다.

물론 부상 위험이 적은 범위 내에서 운동량을 늘리는 것 자체는 바람직하다. 그러나 이미 충분한 운동을 하고 있음에도 체중이 늘었다면, 식단 조절 쪽에 좀 더 힘쓰는 게 바람직한 선택이다.

▲ 체중이 증가했다고 자책이나 포기하는 마음가짐은 절대 하지 말아야 한다. 뱃살과 군살이 불거진 몸매를 보며 과도하게 자책하는 사람들이 있다. 대부분은 이상향과 거리가 먼 몸매에 대한 무의식적 반응이지만, 다이어트 동기 부여 측면에서 의식적으로 자책하는 이들도 적지 않다. 현재의 몸매를 혐오하는 힘을 다이어트의 동력으로 삼는 것이다.

하지만 자책감은 장기적 측면에서 정신건강은 물론 다이어트에도 별다른 도움이 되지 않는다. 과도한 자책감이 우울감을 야기하고, 이 우울감을 달래고자 과·폭식 및 과음에 의존할 수 있어서다.

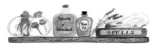

느타리버섯 무침

(1인분 23kcal/지질 0.2g/염분 0.6g/식이섬유 1.6g/콜레스테롤 0mg)

● 준비할 재료 ●

느타리버섯 1팩, 양파 1/2개, 청양초(작은) 4개
[양념재료] 간장 1큰술, 참기름 1큰술, 소금 2꼬집, 통깨 솔솔, 후추 톡톡, 다진마늘 1티스푼

● 조리순서 Steps ●

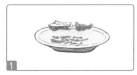

1 고추 반을 자른 후 고추씨를 제거하고 길이로 채 썰어 준다.

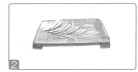

2 양파도 얇게 채 썰어 준비한다.

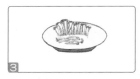

3 느타리버섯 밑동을 조금 자른 후 한 가닥씩 뜯어 준다.

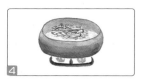

4 끓는 물에 15초 정도 살짝 데친 후 물기를 꾹 짜고 볼에 담아 준다.

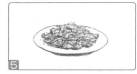

5 준비한 고추 양파 넣고 분량의 양념을 모두 넣은 후 무쳐 내면 완성이다.

Tips 볶음보다 무침으로 하면 맛이 깔끔하다. 야채를 추가로 파프리카나 다른 채소를 채 썰어 넣어도 맛있다.

먹고 싶은 만큼 먹으면서
뱃살을 빼주는
100kcal 내외의 레시피
16

뱃살을 빼고자 한다면 꼭 지켜야 할 사항
100kcal 내외의 음식이어도 재료에는 식이섬유를 충분히 함유하고 있어야 하고 항산화작용이 있
어야 한다. 비타민, 미네랄이 풍부해야 하며 고혈당을 억제할 음식이어야 한다. 이것을 충족하는
식재료는 채소, 해초, 버섯, 콩 등이며 포만감이 좋아 다이어트 중에 빠져서는 안 될 재료이다.

참고로 현미밥 1인분 (120 g)
열량 145 kcal(탄수화물 44.80g 단백질 3.90g 지방 0.30g)

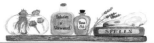

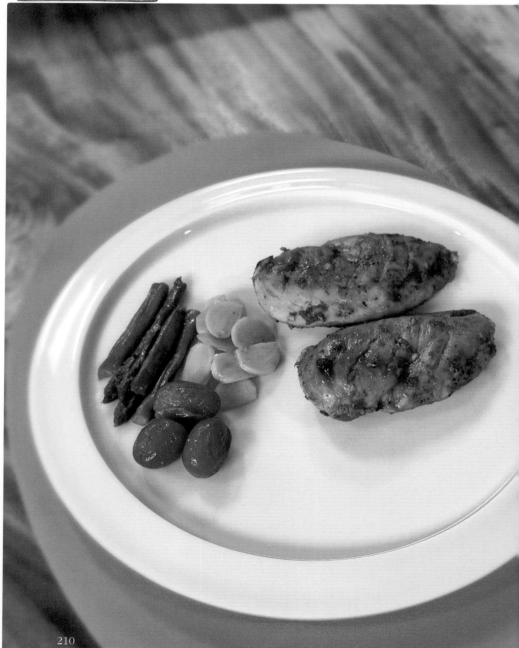

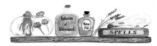

닭가슴살 스테이크

●준비할 재료●

닭가슴살 2쪽, 소금, 후추 약간, 아스파라거스 2개, 토마토 1/2개, 마늘 5알
[데리야끼소스 재료] 간장 2.5큰술, 설탕 1큰술, 다진마늘 1큰술, 후추 약간, 물 3큰술

●조리순서Steps●

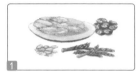

1

닭가슴살을 깨끗이 씻어 가운
데 칼집을 내어 얇게 펼쳐준
뒤 소금, 후추를 뿌려 밑간을
해 준다. 닭가슴살에 간이 배
는 동안 마늘은 얇게 편 썰고,
토마토는 먹기 좋게 자르고 아
스파라거스는 2등분해 준다.

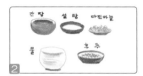

2

구이용 소스를 만든다. 간장 2
큰술 반과 설탕 1큰술, 다진마
늘 1큰술, 물 3큰술 그리고 후
추 톡톡 뿌려 잘 섞어 준다.

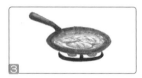

3

달군 팬에 식용유를 두르고
닭가슴살을 넣어 구워준다.

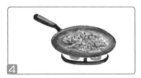

4

팬 바닥에 닭가슴살이 눌어붙
지 않도록 앞, 뒤 뒤집어가며
10분간 구워주다가 마늘과 아
스파라거스를 함께 구워준다.

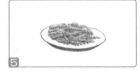

5

구워진 채소는 따로 접시에
담고 만들어둔 데리야끼 소스
를 팬에 부어 닭가슴살과 함
께 조려낸 뒤 준비한 채소들
과 접시에 담아내시면 완성이
다.

Tips 담백하고 단백질이 풍부한 닭가슴살을 구울
때 뚜껑을 꼭 덮고 익혀 줘야 안까지 잘 익으
며 촉촉한 닭가슴살 구이가 된다.

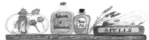

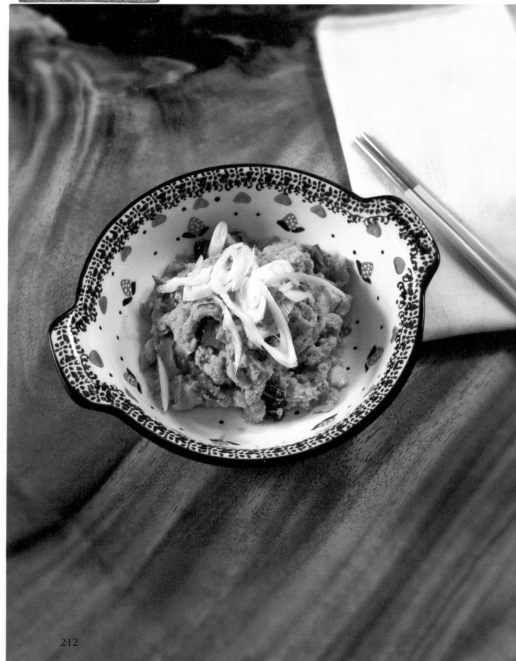

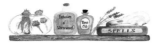

비지 조림

(1인분 93kcal/지질 4.3g/염분 0.8g/식이섬유 4.1g/콜레스테롤 1mg)

●준비할 재료●

비지 130g, 들기름 4큰술(식용유), 당근 30g, 유부 30g, 청양고추 1티스푼, 표고버섯 1개, 물 200㎖, 대파 1/2
[양념재료] 간장 1큰술, 설탕 1큰술, 청주 1큰술(소주가능)

●조리순서 Steps●

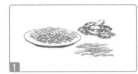

1
유부와 당근은 다져 주고 표고버섯과 대파는 얇게 썰어준다.

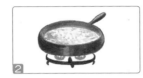

2
들기름(식용유)을 넣고 비지를 약불에 놓고 타지 않게 볶아준다.(이때 비지 특유의 냄새가 줄고 고소한 맛이 확 올라온다)

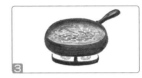

3
당근과 유부를 넣고 잘 섞어주며 약 불에서 볶아준다.

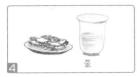

4
얇게 썰어준 표고버섯과 물 200㎖ 넣어준다.

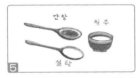

5
간장 1큰술, 설탕 1큰술, 청주 또는 소주를 한 스푼 넣어준다.

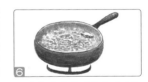

6
물기가 사라질 때까지 볶아주고 다 볶아지면 불을 끄고 파를 잔열로 익혀준다.

Tips 비지는 식이섬유가 풍부하며 영양가도 높아 가격도 싸면서 저열량이다. 냉장고에 있는 채소나 유부, 어묵과 함께 끓인다. 유부는 맛을 내는 식재료로 소량을 잘 사용하면 요리에 감칠맛을 낼 수 있다.

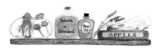

쑥갓 두부무침

●준비할 재료 ●

쑥갓 150g, 두부 1/2모, 굵은소금 1/2큰술
[양념재료] 소금 1티스푼, 참기름 1큰술, 통깨 2큰술

●조리순서Steps ●

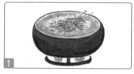

1 펄펄 끓는 물에 굵은소금 1/2
큰술을 넣어주고 쑥갓을 3초
간만 살짝 데쳐내서 찬물에
재빨리 씻어준다.

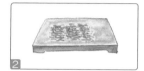

2 물기를 꼭 짜서 작게 잘라준
다.

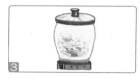

3 두부를 통깨 2큰술을 곱게 갈
아준다.

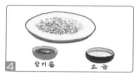

4 썰어둔 쑥갓나물에 두부를 손
으로 물기를 짜서 넣어주고
소금 1티스푼과 참기름1큰술
과 깨를 갈아 놓은 것을 넣어
준다.

5 쪼물쪼물 잘 무치면서 싱거우시면 소금을 추
가한다.

Tips 데쳐낸 쑥갓은 작게 다지
면 숟가락으로 떠서먹을
수가 있다.

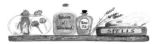

브로콜리 아몬드 무침

(1인분 69kcal/지질 3.1g/염분 0.8g/식이섬유 3.6g/콜레스테롤 0mg)

● 준비할 재료 ●

브로콜리 1줌, 아몬드 적당량

[양념재료] 설탕 1큰술, 진간장 2큰술, 다진마늘 1큰술, 참기름 1큰술, 통깨 적당량

● 조리순서Steps ●

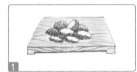

1 브로콜리는 베이킹 소다 넣고 씻어 먹기 좋게 길이로 잘라준다.

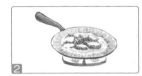

2 팬에 브로콜리를 볶아서 브로콜리의 물기를 제거해준다.

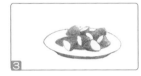

3 아몬드를 한두 번 잘라준다.

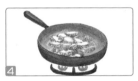

4 포도씨유를 두르고 센불에 브로콜리를 볶아주고 그 다음 아몬드를 섞어준다. 설탕 1큰술, 다진마늘 1큰술, 진간장 2큰술을 넣고 볶아준다.

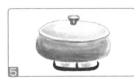

5 물 3큰술정도 넣고 불을 약불로 줄이고 뚜껑을 덮고 브로콜리를 푹 익혀준다.

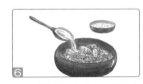

6 물이 졸아들면 불을 끄고 참기름 1큰술과 통깨를 넣고 섞어주면 된다.

Tips 아삭한 식감과 고소한 향이 나는 브로콜리에는 레몬의 약 2배의 비타민C가 함유되어 있다. 씹는 맛을 위해 살짝 데친다. 아몬드 이외에 땅콩이나 호두를 넣어도 맛있다.

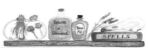

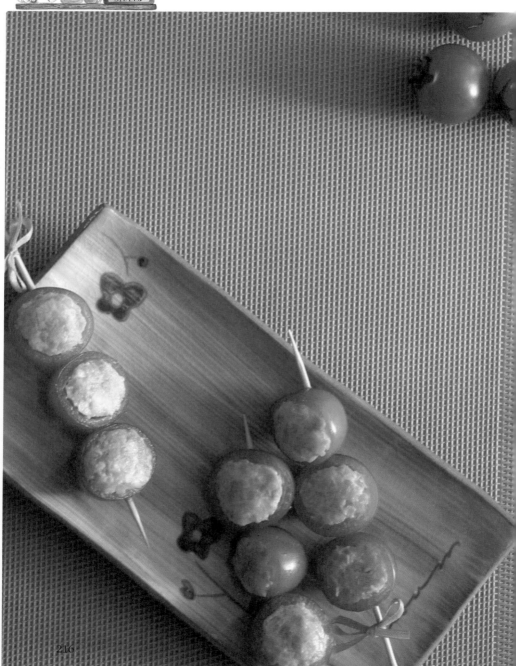

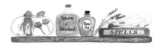

토마토 꼬치

●준비할 재료●

방울토마토 8개, 햄 3~4장, 양파, 삶은 계란 노른자, 감자, 마요네즈 3 작은술

●조리순서 Steps●

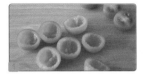

토마토를 반 잘라서 속을 빼어 놓는다.

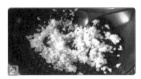

햄, 양파, 감자를 아주 잘게 잘라서 프라이팬에 같이 볶는다 동안 달걀을 삶아서 노른자만 분리해서 으깨어 놓는다.

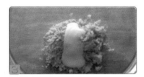

으깨어 놓은 달걀노른자와, 볶은 햄, 양파, 감자를 섞는다.

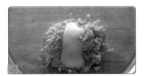

섞은 재료에 마요네즈 3작은술을 넣는다.

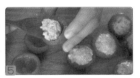

반 잘라 속을 뺀 토마토에 재료를 꾹꾹 눌러 채워 넣는다.

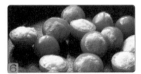

프라이팬에 약간 뜨거워질 정도로 굽는다.

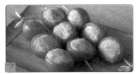

완성된 음식을 꼬지에 끼운다.

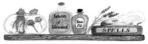

두부 명란젓찌개

명란젓 100g, 배춧잎 3장, 무 100g, 두부 1/2모, 홍고추 1개, 대파 1/2대, 다진마늘 1티스푼, 멸치 다시마 육수
[육수재료] 멸치 적당량, 무 적당량, 다시마 적당량

● 조리순서 Steps ●

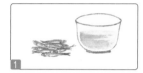

1

멸치, 다시마, 무 등을 넣고 육수를 내 준다.

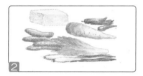

2

명란젓은 물에 살짝 씻고 배추 잎과 무, 두부, 대파, 홍고추를 준비해 둔다.

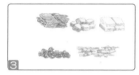

3

배추 잎은 2cm 길이로 썰어 주시고 무는 나박 썰기 하고 두부는 2cm 크기로 자르고 홍고추와 대파는 어슷 썰어준다.

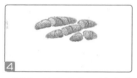

4

명란은 2등분 한 후 표현에 칼집을 살짝 내 준다. 명란이 터져나오는 것을 막을 수 있다.

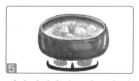

5

멸치 다시마 육수에 무와 배추를 넣고 끓여준다.

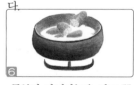

6

두부와 다진마늘을 넣고 끓이다가 불을 끄고 명란젓을 넣어준다.

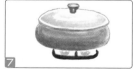

7

불을 끄고 뚜껑을 덮어 15분 정도 두면 예열 때문에 명란젓이 하얗게 되면서 속까지 익게 된다.

8 먹기 직전에 대파 홍고추를 넣고 후루룩 살짝 끓이면 완성된다.

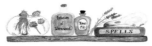

새송이버섯구이

●준비할 재료●

새송이버섯 2개, 홍고추 1개, 쪽파 2-3개
[양념재료] 마늘 1/3큰술, 진간장 1+1/2큰술, 올리고당 1큰술, 깨소금 1/2큰술, 후추 1꼬집

●조리순서Steps●

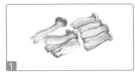

1 제일 먼저 버섯을 0.5cm 두께 정도로 편 썰어 준비한다.

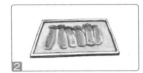

2 유장을 만든다. 유장은 참기름에 1/3 정도의 간장을 넣어 만들어 섞어준 다음 편 썰은 버섯에 앞뒤로 골고루 발라준다.

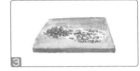

3 홍고추는 씨를 제거하고 잘게 다져주고 쪽파도 송송 썰어 준비한다.

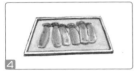

4 유장을 버섯 앞뒤로 모두 발라준다.

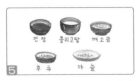

5 유장을 만들었던 그릇에 썰어 준 야채를 넣고 간장 1큰술 반과 올리고당 1큰술 그리고 깨소금 1큰술과 후추 한꼬집, 마늘 1/3큰술을 넣어 갈비양념을 하듯 양념장을 만든다.

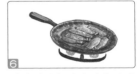

6 팬에 버섯을 넣어 약한 불에 구워준다.

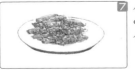

7 새송이버섯을 앞뒤로 노릇노릇 구워주고 미리 만들어 놓은 양념장을 버섯에 조금씩 발라주고 다시금 살짝 조금 더 구워 주면 맛있는 버섯구이가 된다.

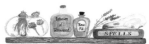

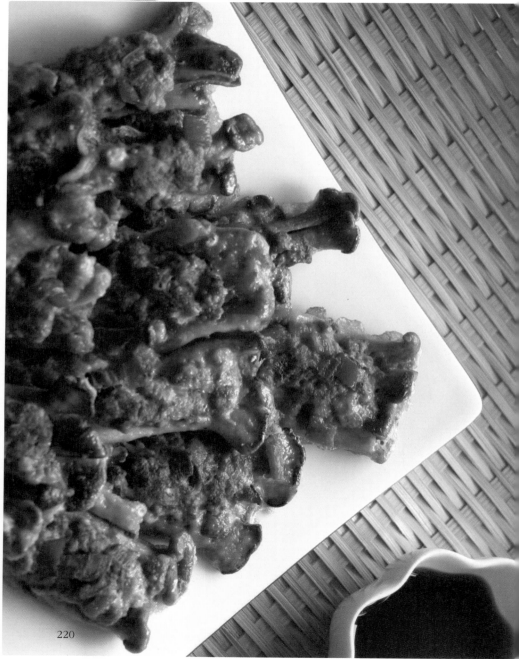

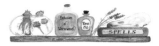

느타리 버섯전

●준비할 재료●

느타리버섯 150g, 쇠고기 50g, 두부 20g, 붉은고추 1개, 풋고추 1개, 달걀 1개, 밀가루 약간, 소금, 후추, 초장〈간장 1큰술, 설탕 1큰술, 식초 1큰술〉

●조리순서Steps●

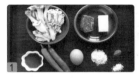

재료를 준비한다.

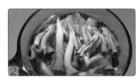

느타리버섯은 끓는 물에 소금을 약간 넣고 데쳐서 물기를 짠 후 머리 쪽을 펼친다.

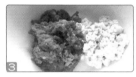

쇠고기는 다져서 물기를 꼭 짠 두부를 넣고 소금, 후추를 넣어서 섞는다.

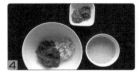

고추는 반으로 갈라 씨를 제거하고 다진다.
달걀은 풀어 놓는다.

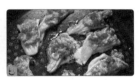

버섯에 밀가루를 묻히고 고기를 넓게 펴서 얹은 후 달걀물을 입혀 기름 두른 팬에 놓고 다진 고추를 얹어서 앞, 뒤로 지져준다.

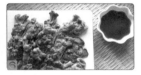

초장을 만들어 곁들인다.

Tips 느타리버섯과 쇠고기, 두부가 어우러진 반찬으로, 쫄깃하게 씹히는 맛이 정갈하다.

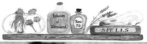

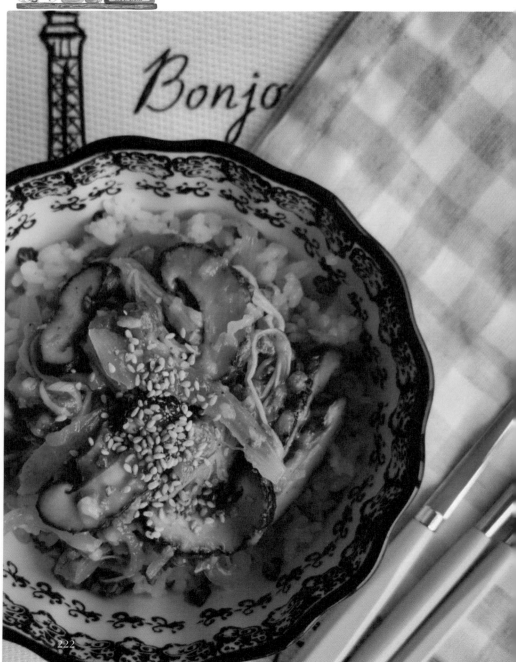

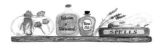

표고버섯볶음

● 준비할 재료 ●

생표고버섯 8개, 팽이버섯 1봉지, 소고기 다짐육 1컵, 양파1/2개, 당근1/4개, 둥근호박1/3개, 대파1대, 멸치육수(물)2컵
[소고기 다짐육 밑간 양념] 진간장1스푼, 청주나 맛술 1스푼, 다진마늘1스푼, 후추가루 1반스푼
굴소스 1스푼, 진간장1스푼, 참기름 1스푼, 소금, 후추 조금씩 물녹말- 물3스푼+녹말가루3스푼(전분가루 가능)

● 조리순서steps ●

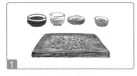

1

쇠고기 다짐육 밑간해 주기
진간장 1스푼. 청주나 맛술 1스
푼.다진마늘 1스푼.후추가루 1스
푼.

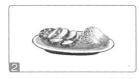

2

표고 꼭지 흙 묻은 부분만 잘라
내고 납작하게 썰고 팽이버섯은
밑둥을 잘라내고 적당한 가닥으
로 떼어 준비한다.

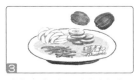

3

양파, 호박, 당근 (피망이나 파프
리카), 대파를 채 썰어 준비한다.

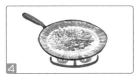

4

달군 넓은 팬에 올리브유를 조금
두르고 센불에서 소고기 다짐육
을 달달 볶아 주다가 준비 한 버
섯과 양파, 호박, 당근 등 야채를
넣고 살짝 숨이 죽을 정도로 볶
아준다.

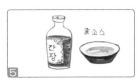

5

숨이 살짝 죽으면 굴소스 1큰술
과 진간장 1큰술을 넣어 간이 배
이게 뒤적여 준다.

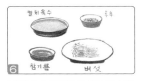

6

멸치 육수 2컵 넣어 센불에서 한
소끔 보글보글 끓여 준다.
한소끔 끓인 후 중불에서 미리
개어 둔 물녹말(전분가루 가능)
을 저어 넣어 농도를 맞추어 준
후 팽이버섯과 썰어둔 대파를
넣어 섞어 주고 마지막에 참기름
과 후추, 간이 싱거우면 소금을
넣어 마무리 하고 불을 끈다.

7 접시에 따끈한 밥을 담고 완성된 표고버섯
덧밥을 올려 통깨를 뿌리면 된다.

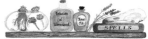

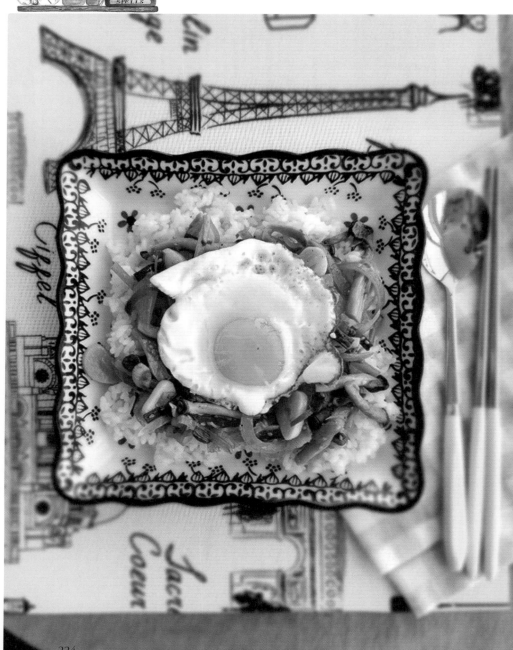

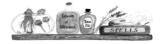

느타리버섯달걀덮밥

●준비할 재료 ●

밥 1.5공기, 느타리버섯 2줌, 양파 1/2개, 당근 1/4개, 달걀 1개, 청양고추 1개, 마늘 4-5쪽, 파 약간, 식용유 1-2스푼, 굵은 소금 0.5스푼, 물 1/2컵, 간장 2스푼

●조리순서Steps ●

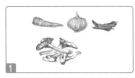

당근, 양파, 청양고추는 먹기 좋은 크기로 썰고 마늘은 편 썰어서 준비해준다. 느타리버섯은 먹기 좋게 찢어서 준비해준다.

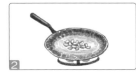

팬에 식용유 1~2스푼를 두르고 약불에서 약 1~2분간 마늘을 볶아 마늘 향을 내준다.

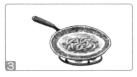

당근, 양파를 넣어 약 1~2분간 볶아준다.

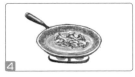

느타리버섯과 굵은 소금 0.5스푼를 넣고 센 불로 올려 약 1분간 볶아준다.

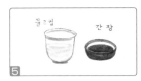

그 다음 물 1/2컵, 간장 2스푼를 넣어 센불에서 끓어준다.

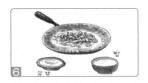

끓어오르면 청양고추, 송송 썬 파, 후추 톡톡해서 잘 섞어준다. 간 보고 싱거우면 소금 조금 추가해준다.
달걀을 취향에 맞게 익혀주시면 완성이다.

Tips

굴소스를 좋아하면 간장 1스푼, 굴소스 1스푼를 넣어도 좋다.

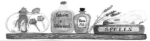

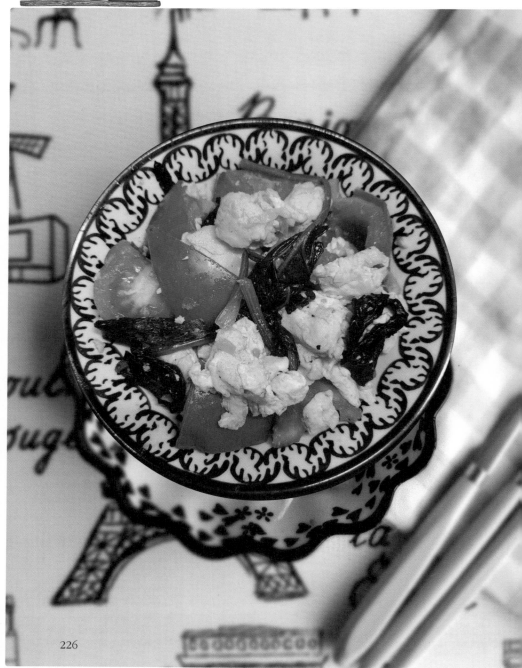

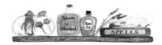

계란토마토시금치볶음

● 준비할 재료 ●

토마토 2개
(방울토마토)
계란 3개
시금치 1/2줌
다진마늘(통마늘)
1.5큰술
소금 1꼬집
후추 약간
설탕 1/4큰술

● 조리순서 Steps ●

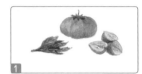

1
시금치는 씻어서 적당히 먹기 좋게 약 2등분으로 썰어주고 토마토는 4등분 하여 준비하고, 방울토마토는 2등분 해서 준비한다.

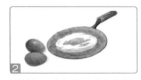

2
계란을 풀어서 달군 팬에 저어가며 달달 볶아서 스크램블을 만든 다음 다른 그릇에 옮겨 놓는다.

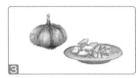

3
팬을 달군 뒤 다진 마늘이나 통마늘을 편으로 썰어서 기름에 볶아 마늘향을 내어 준 후, 토마토와 소금 한꼬집, 후추 약간을 넣어 볶아 준다.

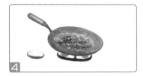

4
토마토를 볶다가 볶은 계란과 시금치를 넣고 준비한 설탕을 넣어 한소끔 더 볶아 준 후 불을 끈다.

Tips

마늘 대신 파를 넣고 파기름을 내주면 파향의 색다른 맛을 느낄 수 있다.

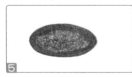

5
설탕과 소금은 기호에 맞게 적절하게 넣으면 완성된다.

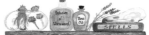

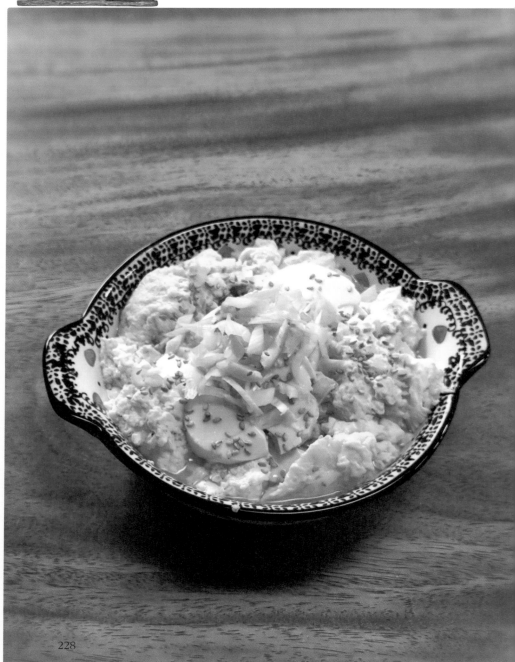

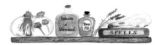

순두부 계란찜

순두부 1봉, 계란 3개
[양념재료] 다시마 우린물 2컵, 새우살 50g, 다진 파 1큰술, 소금 1.5티스푼, 맛술 1큰술, 참기름 조금, 후추 조금

●조리순서Steps ●

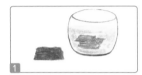

1 다시마 우린 물을 준비한다.

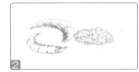

2 새우살은 다진다.

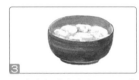

3 뚝배기나 냄비에 순두부를 한 큰술씩 떠서 넣은 다음 소금 1 티스푼을 골고루 뿌려 간한 다.

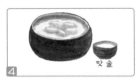

4 다시마 우린 물 5컵에 계란 5 개를 잘 풀어 맛술 2큰술을 넣 어 섞는다.

5 푼 계란 물에 다진 새우살 과 다진 파를 넣고 골고루 섞는다.

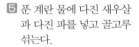

6 소금 2티스푼과 참기름, 후추 를 약간씩 넣어 간을 한다.

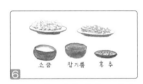

7 순두부 위에 부어 약한 불에 뚜껑은 덮어 찐다. 속까지 골 고루 쪄지면 불에서 내린다.

Tips 보들보들하고 담백한 순 두부 계란찜이 단백질을 보충해준다.

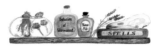

두부토마토 카프레제

● 준비할 재료 ●

방울토마토 10개, 두부 1모, 어린잎채소 1줌
[소스재료] 발사믹 식초 2큰술, 꿀 1큰술, 올리브유 1큰술

● 조리순서 Steps ●

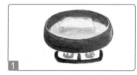

1 두부는 끓는 물에 넣어 약 3분 간 삶아낸다.

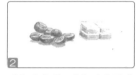

2 방울토마토는 반을 잘라 준비 하고 두부는 토마토 보다 조 금 크게 자른다.

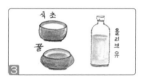

3 볼에 소스 재료를 넣어 섞어 소스를 만든다.

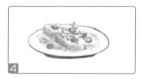

4 두부 위에 소스, 어린잎, 토마 토를 올려 완성한다.

Tips 든든한 다이어트 두부와 토마토의 만남. 입 안에서 녹는 순 두부로 만들면 건강하면서도 부드러운 맛을 느낄 수 있다. 물기가 생기기 전에 빨리 먹는다.

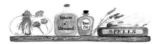

밥없는 김밥

●준비할 재료●

당근 반개, 오이 1개, 계란 4개, 참치 70g, 마요네즈 1.5큰술, 후추 약간, 김밥용 단무지 3개, 맛살 3개, 깻잎 6장, 김밥 김 3장, 크림치즈 8g, 샌드위치햄 6장
[양념재료] 소금 2g, 참기름 5g, 통깨 약간, 올리브유

●조리순서Steps●

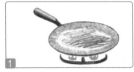

1 맛살은 비닐만 제거하고, 당근은 굵게 채 썰어 기름을 두르고 볶아준다. 센 불에 볶다가 가장자리가 노랗게 변하면 소금 1g을 넣고 섞은 뒤 불을 꺼준다. 키친타올 깔고 물기를 제거하고 식혀준다.

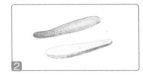

2 오이는 반으로 갈라 씨를 제거하고 물기 제거해 준다.

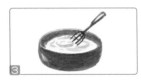

3 계란에 소금 1g을 넣고 대충 풀어준 뒤 국자로 적당량 덜어 3장이 나오도록 프라이팬에 지단을 부쳐준다.

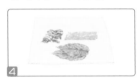

4 참치는 기름을 버리고 마요네즈 1.5큰술, 후추 조금 넣어 섞어주고, 슬라이스 햄도 한 장한장 떼서 준비하고 깻잎도 깨끗이 씻어 꼭지를 제거하고 키친타올로 물기를 제거 해준다.

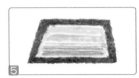

5 김의 거칠한 면이 위로 오게 놓고 계란 지단을 놓은 뒤 슬라이스 햄을 깔고 그 위에 오이, 당근, 단무지를 올려준다.

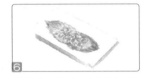

6 재료 위에 깻잎 2장을 깔고 참치마요를 올려준다.

7 참치마요를 올린 깻잎을 돌돌말아 겹친 부분이 아래로 가게 놓고 크림치즈 2.5g 정도를 끄트머리에 잘 붙일 수 있게 발라준다.

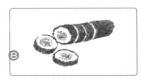

8 재료를 최대한 끝으로 당겨 돌돌 말아주고 치즈가 묻은 면이 아래로 향하게 해서 5~10분정도 둔 뒤 참기름 조금 바르고 깨 솔솔 뿌려준다. 칼로 먹기 좋게 썰어주면 완성이다.

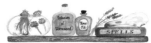

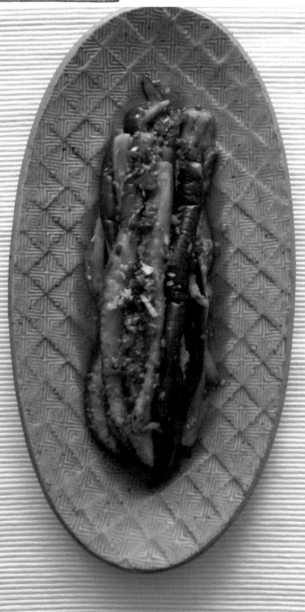

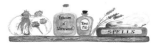

가지무침

가지400g, 실파1뿌리, 붉은고추1개, 간장3큰술, 깨소금반큰술 소금조금, 참기름 2작은술 마늘 반큰술

●조리순서Steps ●

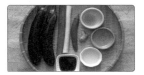

재료를 준비한다.

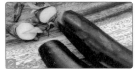

가지는 꼭지를 떼고 정리한
다.

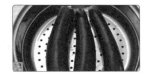

소금을 약간 넣고 통째로 찜
기에 찐다.

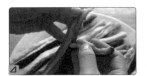

쪄낸 후 찬물에 잠시 담갔다
가 건져 놓은 가지를 결대로
찢는다.

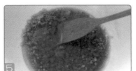

다져놓은 붉은 고추, 실파와
간장, 깨소금, 고춧가루, 마늘
참기름을 분량대로 섞어 양념
장을 만든다.

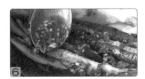

쪄내어 식힌 가지는 가지런히
담고 양념장을 얹는다.

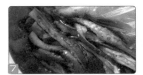

먹을 때 찐 가지와 함께 무쳐
먹는다.

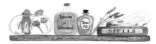

사과 양상추 호두 샐러드

●준비할 재료 ●

사과 2개, 샐러리 50g, 양상추100g, 호두 적당량
[소스재료] 요구르트 적당량, 레몬1/3개, 케첩 적당량, 마요네즈 적당량, 소금약간

●조리순서Steps ●

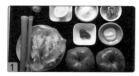

재료를 준비 한다.

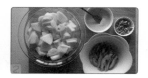

사과는 껍질째 깨끗하게 씻어
서 1cm주사위 모양으로 썰어
준다.

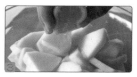

썬 사과에 레몬을 즙내서 뿌
려준다.

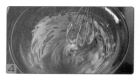

샐러리는 적당한 크기로 자르
고 소스를 만들어 준비 한
다.(취향에 따라 시판용 드레
싱을 구입하여 사용하면 좋
다)

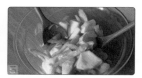

볼에 준비한 재료를 다 넣고
버무린다.

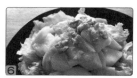

접시에 양상추를 밑에 깔고
버무린 사과샐러리를 얹고 호
두를 위에 놓는다.

지방을 연소시켜주는
유산소 운동

유산소 운동으로 지방을 연소하자

and
Answer 유산소 운동을 2주간 일주일에 5~6번, 1회당 최소 30~40분
씩 꾸준하게 해야만 높은 칼로리로 지방을 태울 수 있다. 유산
소 운동으로 조깅, 달리기, 경보 등을 선택하면 된다. 유산소 운동은
엔도르핀이 배출되기 때문에 운동 후 땀을 흘리게 되면 기분이 좋아
진다. 특히 칼로리 양을 줄이는 대신 활동량을 많이 늘려주기 때문에
2주간 기분이 처지지 않도록 하는 것이 좋다. 더구나 이런 활동으로
신체가 피곤해질 수 있겠지만 끝까지 인내하고 완성해야만 좋은 결과
를 얻을 수 있다. 그리고 새로운 프로그램으로 운동을 시작하기 전 의
사에게 상담하는 것을 잊지 말아야 한다.

만약 강도 높은 운동이 부담이 된다면 30~40분간 쉬운 운동부터 천
천히 시작하면 된다. 예를 들면 15분간 조깅하고 나머지 15분은 걷기
로 전환한다. 일주일이 지나면 조깅시간을 30분으로 늘리고 강도를
높여준다.

즐기면서 수행하는 유산소 운동을 선택하자

and Answer 보편적으로 운동을 시작했다가 귀찮고 싫증을 느끼면서 중간에 그만두는 경우가 많다. 그래서 운동을 하려면 정말 독하게 마음먹고 시작해야만 좋은 결과를 얻을 수 있다. 이에 따라 싫증이 나지 않고 즐기면서 수행할 수 있는 유산소 운동을 선택하는 것이 좋다.

이런 식의 유산소 운동은 2주가 아니라 몇 달 이상 수행할 수가 있다. 예들 들면 수영, 킥복싱, 댄스 등 다양한 스포츠를 1일 최소 30분씩 수행하면 된다. 더구나 수영은 관절에 영향을 미치지 않기 때문에 관절염이나 무릎이 좋지 않은 사람들에게도 수행이 가능하다.

일주일에 3회 웨이트리프팅으로 근력을 단련시키자

and Answer 과거에는 웨이트리프팅(weight lifting)을 보디빌더나 역도선수처럼 강한 근육이 필요한 사람들이 하는 운동이었다. 하지만 지금은 이런 관념들이 사라지면서 보편화되고 있다. 웨이트리프팅을 하면 신진대사가 활발해지고 근육발달을 돕는 지방연소양이 증가하게 된다. 그리고 근력운동과 에어로빅을 함께 한다면 운동양이 배가되면서 그만큼 빨리 체중을 감량시킬 수가 있다. 따라서 근력운동은 1일 최소 30분이 적합한데, 이 근력운동은 유산소 운동 시간과는 별도의 시간이다. 만약 정확한 덤벨운동 방법을 모른다면 웨이트기구를 사용하는 것도 좋다. 어쨌든 2주간의 근육운동은 뱃살에 쌓인 지방을 많이 연소시켜준다. 웨이트리프팅 운동은 바이셉 컬, 푸시업, 턱걸이, 트라이셉, 래터럴레이즈, 체스트프레스 등으로 간단하게 시작하면 어렵지 않다. 이런 운동은 1일 8~10회씩 반복하고 3세트로 수행해도 무리가 없다.

인터벌 트레이닝을 병합해서 하자

and Answer 인터벌 트레이닝은 강도가 높은 운동과 강도가 낮은 운동을 교대로 수행하는 고강도 컨디셔닝(conditioning) 운동이다. 이 운동의 특징은 심장박동 수가 증가하고 근육을 긴장시켜주기 때문에 효과가 없는 낮은 강도의 운동보다 짧은 시간에 많은 칼로리를 발생시켜 지방을 태워준다. 인터벌 트레이닝 운동은 일주일에 최소 3~4번이 적절한데, 유산소 운동을 함께해보는 것도 좋다. 예를 들면 조깅하면서 30~60초는 빠르게 2~4분은 천천히 달리는 것을 반복적으로 수행한다. 조깅코스도 평지보다 높은 언덕을 선택한다면 운동효과가 더 좋다. 즉 이런 변형운동은 인터벌 트레이닝과 같은 운동효과를 얻을 수 있다.

코어운동으로 근력, 토닝, 밸런스를 향상시키자

and
Answer

코어는 몸통을 감싸고 있는 근육을 말한다. 코어운동을 시작하면 복부, 등근육이 향상되고 토닝이 된다. 또한 코어근육을 많이 단련시킬수록 근육이 단단해지면서 일상에서도 많은 지방을 연소시킬 수가 있다. 따라서 일주일간 코어운동으로 자세가 안정되어서 몸매도 날씬해진다.

일상생활 속에서 운동을 하자

일상생활 속에서 운동을 접목하게 되면 쉽게 복부비만을 예방할 수가 있다. 따라서 2주간 승강기 대신 계단을 이용하는 것이나, 식사 후 10~20분간 산책을 하게 되면 지방연소에 많은 도움이 되면서 신진대사가 왕성하게 진행될 수 있다. 이밖에 버스 또는 지하철을 이용할 때 도착지보다 몇 정거장 앞에 하차해 걸어서 귀가하거나 자전거로 출퇴근하는 것도 있다.

생활습관을 변화시키자

· 충분한 수면으로 스트레스를 낮추자

체중감량의 요건으로 식단과 운동이 매우 중요하지만, 수면과 스트레스도 체내의 지방 쓰임과 저장에 연관되어 있다. 즉 수면이 부족하고 스트레스를 많이 받으면 체내에서 코르티솔 호르몬 수치가 높아지는데, 이 호르몬은 뱃살에 지방을 저장하도록 유도하는 역할을 하기 때문에 좋지 않다. 따라서 2주간 체중감량을 위해 충분한 수면을 취하면서 스트레스를 받지 말도록 노력해야 된다. 스트레스를 해소하는 방법은

1일 최소 10분간 마음을 가라앉히는 명상을 수행하거나 요가도 도움이 된다. 명상과 요가는 근육토닝까지 이뤄지면서 칼로리가 높아져 지방을 연소시키는데 많은 도움이 된다. 이밖에 불면증이나 무호흡증이 있다면 깊은 수면을 취할 수 없기 때문에 반드시 전문의에게 치료를 받아야 한다.

· 최고의 다이어트 식품인 과일과 야채를 섭취하자

과일과 야채는 클렌징과 건강한 식단에서 매우 중요한 식품으로 알려져 있다. 하지만 이런 최고의 식품을 외면하고 빠른 체중감량을 위

해 다이어트 음료를 선택하는 경우가 많다. 다이어트 음료에는 필요한 영양분이 들어 있지 않다. 따라서 이와 같은 클렌징(세정제)프로그램은 건강한 식단과 어울렸을 때 비로소 체중감량이 나타난다. 더구나 체중감량 방법은 꾸준한 유산소 운동과 다이어트 식단이 정답인데, 이런 방법 외의 것을 믿지 말아야 한다.

· 식사를 건너뛰지 말고 꼬박꼬박하자

과거와 달리 현대인들은 아침식사를 건너뛰는 경우가 많다. 하지만 이런 식으로 식사를 하게 되면 영양분을 공급받지 못한 신체는 스스로 지방을 저장하기 때문에 건강에 좋지 않다. 따라서 신선한 재료가 들어간 균형 잡힌 아침식사와 건강한 간식을 섭취해야만 지방이 쌓이지 않는다. 따라서 남성은 1,500cal, 여성은 1일 1,200cal 이상으로 섭취해야 된다. 또한 다이어트를 시작했을 때 1일 500~1000cal를 줄여도 건강과는 아무런 상관이 없다. 2주간은 어떻게 보면 긴 시간이 아니기 때문에 1일 700~1000cal를 줄여도 건강상 무리가 따르지 않는다. 이처럼 필요 없는 칼로리를 제한하기 위해서는 열량이 높은 샌드위치에 마요네즈를 가미하지 말고 그 대신 머스터드로 대체하는 것도 좋은 선택이다. 또한 칼로리가 높은 밥보다 열량이 칼로리가 낮은 콜리플라워볶음밥을 섭취하거나 콜리플라워를 사이드 음식으로 먹어도 칼로리를 줄일 수 있다.

· 칼로리는 양보다 질을 선택하자

　체내에서 칼로리는 지방을 태워 에너지를 만들어주는 중요한 역할을 한다. 그렇다고 칼로가 높은 음식을 섭취하면 칼로리와 지방의 밸런스가 맞지 않아 건강상 좋지 않다. 어쨌든 체중을 감량하기 위해서는 체내 칼로리를 줄여야만 한다. 하지만 체중감량에 좀 더 효과적인 결과를 얻기 위해서는 칼로리의 양보다 질을 선택하는 것이 좋다. 사람들은 칼로리와 그에 대한 수치만을 생각하다가 식사를 제대로 할 수가 없고 이에 대한 스트레스도 만만찮다. 그렇기 때문에 칼로리만 생각하고 숫자에 대한 관심을 버려야 한다. 이에 따라 2주간 또는 그 이상의 기간이 되어도 항상 양질의 식품을 섭취하게 된다면 비만은 다가오지 않을 것이다.

　예를 들면 사과와 사과파이의 열량이 동일한 100㎈이지만, 두식품은 신체에 미치는 영향이 제각각이다. 왜냐하면 사과는 천연당분과 섬유질이 풍부하고, 사과파이는 높은 당분과 함께 포화지방과 단순탄수화물이 풍부하기 때문이다.

· 먹는 속도를 늦추고 소식(小食)으로 만족감을 느껴보자

　음식을 먹을 때 소나기가 내리듯 급하게 먹거나 집중하지 못한다면 식사다운 식사를 할 수가 없다. 더구나 이런 행위들은 소화에도 영향을 미친다. 따라서 먹는 속도를 늦추고 음식을 음미하면서 섭취하게

되면 소화도 잘되고 포만감과 만족감을 동시에 느낄 수 있다. 2주간 뱃살 빼기 프로그램을 수행하는 동안 식사 중 휴대폰, TV, 컴퓨터, 라디오 등을 끄는 것이 좋다. 왜냐하면 2주간의 프로그램 수행에 집중할수 있기 때문이다. 또한 식사에 필요한 것들을 미리 식탁에 준비한 다음, 식사하면서 움직이지 않도록 한다. 그리고 입속으로 들어온 음식물을 천천히 씹으면서 음미해보는 것도 좋다.

· 금연으로 뱃살을 줄여보자

과거와 달리 흡연연령이 낮아지고 있는 가운데 연령이 높을수록 금연하는 사람들이 늘어나고 있다. 즉 연령이 높을수록 흡연이 건강에 좋지 않다는 것을 알고 있기 때문이다. 이와 반대로 젊은 연령층 특히 여성들의 흡연이 증가하고 있는데, 이들은 흡연이 체중감량에 도움이 되는 것으로 생각하고 있다. 하지만 전문가들에 따르면 흡연자들은 비흡연자들보다 내장지방이 높다고 한다. 따라서 뱃살을 2주 만에 빼고 싶다면 금연해야 한다. 즉 금연을 위해 금연 로젠지, 껌, 패치 등을 선택하거나 정부에서 진행하고 있는 금연프로그램에 참여하면 된다. 만약 흡연욕구가 나타날 때는 다른 곳에 집중하는 것도 괜찮다. 금연에서 가장 중요한 것은 본인의 강한 의지가 따라야 한다.

· 들쑥날쑥한 체중감량에 실망하지 말자

그 어떤 유산소 운동이나 다이어트 식단일지라도 체중감량이 비율이 매일매일 틀린다고 실망해선 안 된다. 따라서 2주간 체중감량을 위해 쉬지 않고 꾸준하게 노력한다면, 결국 살이 빠질 것이다. 현재 자신이 목표로 세운 체중보다 8kg가 더 많다면, 2주 만에 확실한 결실을 얻을 수 있을 것이다. 하지만 2주 후에는 이런 결과를 기대하기 어렵다. 이런 정체는 지극히 정상적으로 나타나는 것이기 때문에 포기하지 말아야 한다. 이런 정체현상을 벗어나기 위해선 습관(식단과 유산소 운동 계획의 재정비)을 돌이켜보고 칼로리를 낮춰주며, 유산소 운동량을 더 늘려주면 된다. 물론 체질에 따라 2주 동안 정체기가 나타나지 않을 수도 있지만 한 달 후에는 나타날 수도 있다.

· 체중계의 숫자에 대해 일희일비하지 말자

다이어트를 시작한 사람들은 체중계의 숫자증감에 대해 민감해지면서 일희일비가 하는 경우가 많다. 하지만 이런 체중계의 숫자로는 체내의 수분양이나 다양한 지방질에 대한 정보를 알 수가 없다. 왜냐하면 체중은 섭취한 음식과 신체의 수분양에 따라 차이가 있기 마련이다. 따라서 2주간 프로그램을 수행하는 동안 매일 체중을 측정한다는 것은 도리어 스트레스만 쌓일 뿐이다. 그래서 체중측정은 2주간을 기준으로 며칠에 한 번씩 측정하는 것이 도움이 된다. 그리고 엉덩이, 허벅지 등을 비롯해 팔뚝에 있는 지방은 물살이 아니라 건강한 지방이다. 이밖에 허리치수를 측정하면 뱃살이 생긴 원인을 파악할 수가 있다.

· 충분하게 물을 마시도록 하자

체내에서 수분양이 기본보다 낮아지거나 고갈이 되면 신체 스스로 수분배출을 막아준다. 이런 현상으로 인해 체중이 증가한 것처럼 보일 수도 있다. 이럴 경우 물병에 감귤종류의 과일 조각을 넣어 마시게 되면 비타민C와 항산화성분을 동시에 취할 수 있다. 이밖에 오렌지, 키위, 레몬, 자몽 조각 등도 좋다.

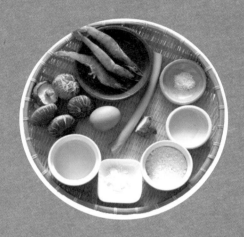

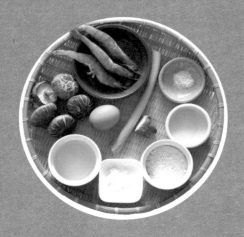